Kritika Daryani
Poonacha K. S.
Apexa Yadav

Abuso e negligência de crianças - Uma visão empírica e teórica

Kritika Daryani
Poonacha K. S.
Apexa Yadav

Abuso e negligência de crianças - Uma visão empírica e teórica

ScienciaScripts

Imprint

Any brand names and product names mentioned in this book are subject to trademark, brand or patent protection and are trademarks or registered trademarks of their respective holders. The use of brand names, product names, common names, trade names, product descriptions etc. even without a particular marking in this work is in no way to be construed to mean that such names may be regarded as unrestricted in respect of trademark and brand protection legislation and could thus be used by anyone.

Cover image: www.ingimage.com

This book is a translation from the original published under ISBN 978-3-659-54775-1.

Publisher:
Sciencia Scripts
is a trademark of
Dodo Books Indian Ocean Ltd. and OmniScriptum S.R.L publishing group

120 High Road, East Finchley, London, N2 9ED, United Kingdom
Str. Armeneasca 28/1, office 1, Chisinau MD-2012, Republic of Moldova, Europe
Printed at: see last page
ISBN: 978-620-7-96903-6

<u>RECONHECIMENTO</u>

Em primeiro lugar e acima de tudo, inclino-me em gratidão a **Deus todo-poderoso**, sem a sua graça nada seria possível.

Gostaria de agradecer especialmente ao meu **pai e** à minha **mãe, Dr. Krishna.K. Daryani e** à **Sra. Savita Daryani,** pelo seu imenso amor e carinho e por me ajudarem sempre a atingir os meus objectivos.

Gostaria de agradecer sinceramente à minha irmã, **Dra. Hemasha Daryani,** e ao meu cunhado, **Sr. Dhiraj Chaudhary,** por acreditarem sempre em mim e me apoiarem constantemente.

Gostaria também de agradecer especialmente ao **Dr. Jeet Naik** pela sua ajuda e orientação.

Expresso o meu profundo sentimento de gratidão ao **Dr. Poonacha K.S.,** orientador, pela sua opinião especializada, perseverança, tempo precioso, encorajamento constante e apoio. Ficarei para sempre em dívida para com ele por ter acreditado em mim e por ter acreditado que eu era capaz de executar esta tarefa. Quero também agradecer-lhe o seu grande interesse, entusiasmo e enorme bondade que me encorajaram constantemente. O seu imenso conhecimento e a sua incansável busca da excelência académica têm sido uma fonte constante de inspiração para mim.

Com gratidão, expresso o meu reconhecimento à minha estimada professora, **Dra. Bhavna Dave,** Professora e Diretora do Departamento de Pedodontia e Odontologia Preventiva, pelos seus valiosos conselhos, apoio invariável e excelência académica.

Expresso os meus agradecimentos especiais à **Dr.ª Seema Bargale,** à **Dr.ª Anshula Deshpande,** ao **Dr. Vinay Mulchandani** e ao **Dr. Prateek Kariya** pela sua força, conhecimentos e apoio constantes.

I would like to thank my colleagues **Dr. Kinjal Patel, Dr. Gaurav Chawda, Dr Shraddha Sura, Dr Roshni Patel and Dr. Vaishnavi Shah; my seniors, Dr. Monika Khoja, Dr. Neha Pradhan, Dr. Rameshwari Raol, Dr. Parth Joshi, Dr. Princy Thomas, Dr. Brijesh Tailor, Dr. Dimple Mehta, Dr. Neelam Joshi, Dr. Nikhil Patel, Dr. Kishan Naik, Dr. Devanshi Mehta, Dr. Akash Ardeshana,** pela sua ajuda e orientação desinteressadas.

O Dr. Ajith Krishnan C G, Reitor do K.M. Shah Dental College & Hospital merece uma menção especial nesta página, pois inspira-me a ser ambicioso nos meus objectivos académicos.

ÍNDICE DE CONTEÚDOS:

<u>**ABREVIATURAS**</u>

- ABFO-American Board of Forensic Odontology

- AHT- Abusive Head Trauma

- AIDS-Acquired Immune Deficiency Syndrome

- CA/CN-Child Abuse/Child Neglect

- CAN- Child Abuse & Neglect

- CRIN-Child Rights Information Network

- CRF-Child Relief Fund

- CRY-Child Relief & You
- DNS-Dental Neglect Scale

- ED-Emergency Department

- FBC- Full Blood Count

- HIV -Human Immunodeficiency Virus

- HPV-Human Papillomavirus Infection

- ICFCW-Indian Council For Child Welfare

- INR- International Normalisation Ratio

- ISPCAN-International Society for the Prevention of Child

  Abuse and Neglect

- MSBP-Munchausen Syndrome by Proxy

- MWCD-Ministry of Women and Child Development
- OI- Osteogenesis Imperfecta

- PANDA-Prevent Abuse & Neglect through Dental

  Awareness

- PEP -Post Exposure Prophylaxis

- PO- Post Operative

- PTT-Partial Thromboplastin Time

- SANE- Sexual Assault Nurse Examiner

- SBS-Shaken Baby Syndrome

- STD- Sexually Transmitted Diseases

- VDRL-Venereal Disease Research Laboratory

- WHO- World Health Organization

CAPÍTULO 1

INTRODUÇÃO

"A infância deve ser despreocupada, brincar ao sol; não viver um pesadelo na escuridão da alma" - Dave Plazer

As crianças e a infância ocupam uma posição privilegiada na sociedade, uma vez que estes primeiros anos de vida constituem períodos críticos no desenvolvimento das crianças. Desde a infância até à adolescência, as crianças passam por uma sucessão de fases de desenvolvimento. O primeiro ano de vida é crucial para a vinculação e a criação de laços entre a criança, a mãe ou o prestador de cuidados. A autonomia e a autorregulação tornam-se o foco durante o segundo e terceiro anos de vida. As crianças do pré-escolar e do ensino básico começam a concentrar-se no estabelecimento de relações entre pares. Por último, as crianças que entram na adolescência têm de incorporar e melhorar as tarefas de desenvolvimento anteriormente experimentadas, para que possam começar a desenvolver as competências interpessoais necessárias para estabelecer relações satisfatórias e saudáveis durante a adolescência. Todos estes desenvolvimentos relacionados com a idade são cumulativos. Para que este processo corra bem, a infância deve ser um período de vida despreocupado, cheio de amor subjacente dos pais, com um mundo novo para explorar. Mas, infelizmente, algumas crianças, sem culpa própria, podem não ter estes dispositivos de proteção, ou tê-los de uma forma demasiado fraca para cumprir a sua função. Este facto predispõe as crianças a tornarem-se vítimas de maus tratos.

O abuso e a negligência de crianças (CAN) é um problema social e de saúde pública mundial, que exerce uma multiplicidade de efeitos a curto e a longo prazo nas crianças. As consequências da exposição das crianças a maus tratos infantis incluem níveis elevados de perturbação de stress pós-traumático, agressão, problemas de saúde emocional e mental, como a ansiedade e a depressão. Vários países desenvolvidos do mundo têm sistemas de proteção da criança bem desenvolvidos, centrados principalmente na notificação obrigatória, na identificação e na investigação das crianças afectadas, tomando frequentemente medidas coercivas. O peso do elevado nível de notificações e investigações não recai apenas sobre as famílias, mas também sobre o sistema, que tem de aumentar os seus recursos. Nestes contextos, os problemas de abuso e negligência de crianças na Índia necessitam de uma reflexão séria e mais alargada, especialmente entre as comunidades rurais e urbanas desfavorecidas, onde os sistemas de proteção da criança não estão desenvolvidos - ou não chegam.[1]

A Organização Mundial de Saúde (OMS) definiu o "abuso de crianças" como uma violação dos direitos humanos básicos de uma criança, constituindo todas as formas de maus tratos físicos, emocionais, danos sexuais, negligência ou tratamento negligente, exploração comercial ou outra, resultando em danos reais ou potenciais para a saúde, sobrevivência, desenvolvimento ou dignidade da criança no contexto de uma relação de responsabilidade, confiança ou poder. Considera-se que a negligência infantil ocorre quando os pais/tutores não asseguram o desenvolvimento da criança, quando estão em condições de o fazer (quando a família ou o prestador de cuidados dispõem de recursos; distingue-se da pobreza). Na maioria dos casos, a negligência ocorre numa ou mais áreas, tais como: saúde, educação, desenvolvimento emocional, nutrição e abrigo. Os "maus tratos a crianças", por vezes designados por abuso e negligência de crianças, incluem todas as formas de maus tratos físicos e emocionais, abuso sexual, negligência e exploração que resultam em danos reais ou potenciais para a saúde, o desenvolvimento ou a dignidade da criança. No âmbito desta definição lata, podem distinguir-se cinco subtipos - abuso físico; abuso sexual; negligência e tratamento negligente; abuso emocional; e exploração. A não garantia do direito da criança à proteção afecta negativamente todos os direitos.

A identificação dentária de uma pessoa a partir de registos dentários por um dentista forense qualificado foi há muito estabelecida e aceite pelos tribunais como meio de provar a identidade de um indivíduo. A necessidade de identificação de uma pessoa pode surgir numa catástrofe de grandes proporções ou numa situação em que morreram várias pessoas e os corpos não são reconhecíveis de outra forma[2] .

Dado que os traumatismos dentários são frequentes nas crianças devido a acidentes, desportos e maus-tratos infantis, um pediatra dentista deve ter conhecimentos de medicina dentária forense para fazer um diagnóstico adequado e registar os resultados para ajudar os funcionários judiciais nas investigações. Os dentistas pediátricos podem fornecer informações úteis aos médicos e às autoridades policiais sobre as manifestações orais e dentárias de abuso e negligência de crianças.

DEFINIÇÕES DE ABUSO E NEGLIGÊNCIA DE CRIANÇAS

Stewart : Definiu o abuso de crianças como qualquer interação ou falta de interação entre um prestador de cuidados e uma criança que resulte em danos não acidentais para o estado físico ou de desenvolvimento da criança.

Selwyn et al : Definiu o abuso de crianças como a lesão física não acidental, mínima ou fatal, infligida a crianças pela pessoa que delas cuida.[4]

Cameron & Widmer (2003) definiram o abuso de crianças como os actos ou omissões de cuidados que privam uma criança da oportunidade de desenvolver plenamente o seu potencial único como pessoa, quer física, social ou emocionalmente.[5]

A Organização Mundial de Saúde (OMS) define o abuso e os maus-tratos infantis como "todas as formas de maus-tratos físicos e/ou emocionais, abuso sexual, negligência ou tratamento negligente ou exploração comercial ou outra, que resultem em danos reais ou potenciais para a saúde, sobrevivência, desenvolvimento ou dignidade da criança no contexto de uma relação de responsabilidade, confiança ou poder.[6]

A lei federal dos Estados Unidos sobre a prevenção e o tratamento do abuso de crianças

define o abuso e a negligência de crianças como, no mínimo,
"qualquer ato recente ou omissão por parte de um dos pais ou prestador de cuidados que resulte em morte, danos físicos ou emocionais graves, abuso ou exploração sexual" e/ou "um ato ou omissão que represente um risco iminente de danos graves".[6]
Child Abuse Prevention Treatment Act (CAPTA) (Lei de Prevenção do Tratamento do Abuso de Crianças) com o termo "abuso e negligência de crianças", que significa qualquer ato, ou omissão, por parte de um dos pais ou de um prestador de cuidados, entendendo-se por este termo o professor, o treinador e qualquer pessoa que tenha um papel educativo ou de prestação de cuidados, que conduza a danos físicos ou emocionais, exploração ou abuso sexual, ou morte; ou um ato, ou omissão, que resulte em risco iminente de lesão.[6]

CAPÍTULO 2

<u>ANTECEDENTES HISTÓRICOS</u>

Desde os tempos antigos gregos e romanos, as crianças eram consideradas "bens móveis". As Leis Romanas das Doze Tábuas, de 450 a.C., determinavam que uma criança do sexo masculino só podia ser vendida três vezes. As crianças indesejadas, deformadas ou do sexo feminino podiam ser deixadas expostas para morrer em territórios romanos ou gregos. A **Bibliotheca Scholastica**, em 1633 d.C., afirmava "poupa a vara e estraga a criança". Um dos primeiros pensadores clássicos a abordar o problema foi **Jean Jacques** Rousseau (1712-1778), que afirmou: "Falemos menos dos deveres dos filhos e mais dos seus direitos. Uma análise efectuada por **Radbill** (1973) indica que, historicamente, as crianças eram consideradas propriedade dos pais, tendo poucos direitos próprios. Considerava-se que os pais e os tutores tinham todo o direito de tratar os filhos como quisessem.[16]

Em 1871, a Society of Prevention of Cruelty to Children (Sociedade de Prevenção da Crueldade contra as Crianças) foi fundada na cidade de Nova Iorque em resposta ao caso **"Mary Ellen"**. Uma menina tinha sido vista a ser maltratada pelos seus pais adoptivos e os vizinhos recorreram à Sociedade de Prevenção da Crueldade contra os Animais de Nova Iorque para obter ajuda.[13]

Em 1946, num artigo clássico de **Caffey**, foram descritas pela primeira vez algumas caraterísticas comuns do abuso/negligência de crianças, tendo sido relatada a associação comum de hematomas subdurais e patose de ossos longos.[11] Em 1962, o termo síndrome da criança maltratada foi cunhado por **Henry Kempe** no seu artigo marcante. Foi posteriormente desenvolvido por **Kempe** e **Helfer** em 1972. Em 1974, a Lei de Prevenção e Tratamento dos Abusos de Crianças foi promulgada nos EUA. Pela primeira vez, foi criado no âmbito do governo federal o National Center on Child Abuse and Neglect.[16]

A contribuição dos dentistas para o reconhecimento da AC/NC surgiu no final da década de 1960. Inicialmente, a medicina dentária centrou-se nos aspectos forenses da síndrome da criança maltratada e dos homicídios. Só recentemente é que a profissão dentária considerou seriamente o seu papel na deteção e notificação de AC/NC.[16]

Os maus tratos a bebés e crianças remontam a tempos longínquos e, tragicamente, continuam a ser demasiado frequentes no nosso mundo "moderno". Nas últimas décadas, foram envidados bons esforços em diferentes partes do mundo, incluindo a Índia, nos domínios do reconhecimento e da prevenção dos maus tratos a crianças. Atualmente, muitas pessoas dedicadas trabalham de forma diligente e incansável para educar não só os denunciantes de abuso de crianças, mas também o público em geral.

CAPÍTULO 3

CLASSIFICAÇÕES DE ABUSO DE CRIANÇAS E NEGLIGÊNCIA
[31]

Segundo Schmitt[3]

- Abuso físico
- Abuso sexual
- Não crescimento devido a negligência nutricional
- Droga ou envenenamento intencional
- Síndrome de Munchausen por procuração
- Negligência nos cuidados de saúde (médicos)
- Negligência dentária
- Negligência em matéria de segurança
- Abuso emocional e negligência
- Negligência física

De acordo com Stewart[3]

- Abuso físico
- Negligência física
- Abuso social
- Abuso emocional.

De acordo com Jesse et al (1994) [9]

- Abuso físico
- Abuso emocional
- Abuso sexual
- Negligência

De acordo com Shobha Tandon[26]

- Abuso físico
- Abuso escolar
- Abuso emocional
- Abuso sexual
- Insuficiência de crescimento
- Droga/envenenamento intencional
- Síndrome de Munchausen por procuração

CAPÍTULO 4

INCIDÊNCIA

Em todo o mundo

O Estudo do Secretário-Geral das Nações Unidas sobre a Violência contra as Crianças (Pinheiro 2006) apresentou a seguinte panorâmica da situação do abuso e da violência contra as crianças em todo o mundo:

1. A Organização Mundial de Saúde (OMS) estima que quase 53.000 mortes de crianças em 2002 se deveram a homicídios infantis.

2. No Inquérito Mundial sobre a Saúde dos Estudantes nas Escolas, realizado num vasto leque de países em desenvolvimento, entre 20 % e 65 % das crianças que frequentam a escola declararam ter sido verbal ou fisicamente intimidadas na escola nos 30 dias anteriores. Foram registadas taxas semelhantes de intimidação nos países industrializados.

3. Estima-se que 150 milhões de raparigas e 73 milhões de rapazes com menos de 18 anos tenham sido vítimas de relações sexuais forçadas ou de outras formas de violência sexual que envolvem contacto físico.

4. A UNICEF estima que na África Subsariana, no Egito e no Sudão, três milhões de raparigas e mulheres são submetidas todos os anos à mutilação genital feminina (MGF).

5. A Organização Internacional do Trabalho (OIT) estima que 218
milhões de crianças estavam envolvidas em trabalho infantil em 2004, das quais 126 milhões estavam envolvidas em trabalhos perigosos. Estimativas de 2000 sugerem que 5,7 milhões estavam em trabalhos forçados ou em regime de servidão, 1,8 milhões estavam na prostituição e pornografia e 1,2 milhões eram vítimas de tráfico.

6. Apenas 2,4 % das crianças do mundo estão legalmente protegidas contra os castigos corporais.

Abuso de crianças na Ásia

Embora certos problemas de abuso e negligência de crianças sejam comuns em quase todos os países a nível mundial, como os maus tratos físicos, os maus tratos sexuais, os maus tratos emocionais e psicológicos, o abandono e, cada vez mais, os problemas das crianças da rua, há também muitas questões que só prevalecem em certas regiões do mundo. Por exemplo, na Ásia, onde a densidade populacional é elevada, os problemas do trabalho infantil e da exploração sexual das crianças são também elevados. A instabilidade política e outras perturbações internas, incluindo condições de insurreição em muitos países da Ásia, estão também a criar problemas graves, com um número crescente de crianças-soldado, crianças refugiadas, crianças traficadas e crianças na rua. A prevenção dos maus tratos e da negligência em relação às crianças é ainda um domínio inexplorado na Ásia. A maior população de crianças do mundo vive no Sul da Ásia e a maioria destas crianças não tem acesso a cuidados de saúde, nutrição e educação adequados. Esta situação reflecte a realidade socioeconómica dos países em desenvolvimento da região asiática. Os principais factores que contribuem para a magnitude do problema do abuso de crianças são a pobreza, o analfabetismo, o sistema de castas e a falta de terra, a falta de oportunidades económicas, a migração rural-urbana, o crescimento demográfico, a instabilidade política e a fraca aplicação das disposições legais. Na maior parte dos casos, as abordagens de prevenção e os métodos de tratamento dos maus tratos a crianças não abrangem toda a gama de maus tratos. A falta de dados fiáveis sobre a incidência dos maus tratos a crianças e de conhecimentos sobre os métodos de prevenção e tratamento foi reconhecida e está a ser abordada por governos soberanos, organizações nacionais e internacionais, por exemplo, UNICEF, Save the Children, Plan International, ISPCAN, etc.[12]

Abuso de crianças na Índia

(Comité da Índia dos Países Baixos 2007)

Esta secção descreve especificamente o abuso de crianças na Índia.

1. Abuso físico

Foram comunicados os seguintes dados relativos a maus tratos físicos de crianças na Índia:

a. Geral

- Há muito pouca investigação sobre maus tratos físicos na Índia. Apenas dois estudos anteriores são mencionados; duas em cada três crianças foram vítimas de maus tratos físicos.
- Das 69% crianças que sofreram maus-tratos, 54,68% eram rapazes.
- Mais de 50 % das crianças nos 13 estados da amostra foram sujeitas a uma ou mais formas de abuso físico.
- A maior parte das crianças não denunciou o caso a ninguém.
- Os estados de Andhra Pradesh, Assam, Bihar e Deli registaram, de forma quase consistente, taxas mais elevadas de abuso sob todas as formas, em comparação com outros estados.
- Nas diferentes categorias etárias, a maior percentagem de maus-tratos físicos foi registada entre as crianças mais novas (512 anos).

b. Família

- Das crianças maltratadas fisicamente em situações familiares, 88,6% foram maltratadas fisicamente pelos pais.

c. Escola

- Sessenta e cinco por cento das crianças em idade escolar referiram ter sido vítimas de castigos corporais, ou seja, duas em cada três crianças foram vítimas de castigos corporais em escolas públicas e privadas.

- Sessenta e dois por cento dos castigos corporais ocorreram em escolas públicas e municipais.
- As escolas geridas por ONG também registaram uma elevada percentagem de castigos corporais.

d. Crianças trabalhadoras

- Os rapazes e as raparigas estavam a ser vítimas de maus-tratos de igual modo e corriam um risco elevado de serem vítimas de maus-tratos.

e. Instituições

- A percentagem de maus tratos a rapazes em instituições correccionais foi muito elevada, 56,37%.
- Os maus tratos físicos às raparigas nas instituições também eram muito elevados.

f. Crianças de rua

- 66,8% das crianças de rua relataram ter sofrido abuso físico.

2. Abuso sexual

O Comité da Índia dos Países Baixos (2007) constatou igualmente que

1. Mais de metade das crianças inquiridas (53,22%) referiu ter sofrido uma ou mais formas de abuso sexual.

2. Andhra Pradesh, Assam, Bihar e Delhi registaram as percentagens mais elevadas de abuso sexual tanto entre rapazes como entre raparigas.

3. As formas graves de abuso sexual foram relatadas por 21,90% das crianças inquiridas, enquanto 50,76% relataram outras formas de abuso sexual.

4. Das crianças inquiridas, 5,69% referiram ter sido vítimas de abuso sexual.

5. As crianças na rua, as crianças no trabalho e as crianças em instituições registaram as incidências mais elevadas de agressão sexual.

6. Metade dos agressores denunciados são pessoas conhecidas da criança ou que ocupam uma posição de confiança e responsabilidade.

7. A maior parte das crianças não denunciou o caso a ninguém.[18]

Abuso sexual

1. 53,22% das crianças declararam ter sofrido uma ou mais formas de abuso sexual.

2. Andhra Pradesh, Assam, Bihar e Delhi registaram a percentagem mais elevada de abusos sexuais, tanto entre rapazes como entre raparigas.

3. 21,90% das crianças inquiridas referiram ter sido vítimas de formas graves de abuso sexual e 50,76% de outras formas de abuso sexual.

4. Das crianças inquiridas, 5,69% referiram ter sido vítimas de abuso sexual.

5. As crianças de Assam, Andhra Pradesh, Bihar e Deli registaram a maior incidência de agressões sexuais.

6. As crianças na rua, as crianças no trabalho e as crianças em instituições registaram

a maior incidência de agressões sexuais.

7. 50% dos abusos são cometidos por pessoas conhecidas da criança ou em posição de confiança e responsabilidade.

8. A maior parte das crianças não denunciou o caso a ninguém.

Abuso emocional e negligência para com as raparigas

1. Uma em cada duas crianças relatou ter sofrido abuso emocional.

2. Uma percentagem igual de raparigas e rapazes referiu ter sofrido maus tratos emocionais.

3. Em 83% dos casos, os pais eram os agressores.

4. 48,4% das raparigas desejavam ser rapazes.[12]

CAPÍTULO 5

<u>FACTORES DE RISCO</u>

O abuso de crianças pode ocorrer em todos os grupos culturais, étnicos e de rendimentos, em famílias ricas e pobres. Cerca de 95 % das vítimas conhecem os seus agressores.

(1) Com um historial de abuso de crianças na sua própria infância ou de abuso contra outras crianças,

(2) Com problemas de alcoolismo ou toxicodependência,

(3) Com problemas de controlo da raiva

(4) Com competências parentais particularmente fracas

(5) As pessoas com fracas capacidades de lidar com a situação, especialmente no que se refere à resolução de problemas e a fazer ou ter escolhas, apresentam factores de risco de abuso.

(6) Foi demonstrado que as crianças nascidas prematuramente correm maior risco de serem vítimas de abusos

(7) Está provado que os filhos de pais com baixos rendimentos correm maior risco de serem maltratados.

(8) O stress nas famílias pode contribuir para os maus tratos às crianças. Os problemas típicos incluem stress financeiro, separação familiar, doença, abuso de substâncias, desemprego e habitação sobrelotada. Algumas mães simplesmente não se sentem realizadas com a insensibilidade e a falta de reação de um bebé. O stress no seio da família devido a várias razões (por exemplo, isolamento, crise, abuso de drogas ou álcool, pais adolescentes, mães solteiras, etc.), preocupações financeiras, maus ambientes residenciais e atitudes desafiantes das crianças são factores que contribuem para os maus tratos.

CAPÍTULO 6

TIPOS DE MAUS-TRATOS A CRIANÇAS

Os maus tratos são definidos como "a prática não acidental de qualquer ato por um prestador de cuidados a uma criança com menos de 18 anos que cause ou crie um risco substancial de danos físicos ou emocionais graves ou que constitua um crime sexual (como violação ou abuso sexual). O abuso de crianças é qualquer coisa que cause ferimentos ou coloque a criança sob ameaça, especialmente ferimentos físicos (desde pequenas contusões a fracturas graves ou morte) em resultado de socos, espancamentos, pontapés, mordidelas, abanões, arremessos, facadas, asfixia, golpes (com a mão, pau, correia ou outro objeto), queimaduras ou qualquer outro tipo de dano a uma criança. Tais ferimentos são considerados maus tratos, independentemente do facto de o prestador de cuidados ter ou não intenção de magoar a criança. Uma pessoa que cuida de *uma* criança pode ser um dos pais, padrasto ou madrasta, tutor ou qualquer outra pessoa a quem tenha sido confiada a responsabilidade pela saúde ou bem-estar da criança.[14,22] Os maus tratos podem ser de vários tipos, como físicos, emocionais, mentais, domésticos, espirituais, sexuais ou verbais.

O abuso de crianças foi classificado da seguinte forma

- Abuso físico
- Abuso sexual
- Droga ou envenenamento intencional
- Abuso emocional
  Síndrome de Munchausen por procuração

Abuso físico

O abuso físico de uma criança é aquele que resulta em danos físicos reais ou potenciais de uma interação ou falta de interação, que está razoavelmente sob o controlo de um dos pais ou de uma pessoa numa posição de responsabilidade, poder ou confiança. Pode tratar-se de incidentes isolados ou repetidos (OMS, 1999).

A UNICEF definiu os maus-tratos físicos como "tentativas de violência não acidentais, proibidas, que causam dor à criança e que podem causar danos constantes ao desenvolvimento e à funcionalidade da criança".[11]

Sinais e sintomas:

- Ferimentos inexplicáveis, como nódoas negras, fracturas ou queimaduras
- Lesões que não correspondem à explicação dada
- Problemas médicos ou dentários não tratados

Consequências para a saúde dos maus-tratos físicos

Lesões na cabeça

- Fracturas,

- Lesões intracranianas

Lesões tronculares

- Fratura de costelas
- Lesões da espinal medula
- Lesões de órgãos internos

Lesões das extremidades

- Fracturas dos ossos longos
- Fratura única com múltiplas contusões
- Fracturas múltiplas em diferentes fases, possivelmente sem hematoma ou lesão dos tecidos moles
- **Lesões** metafisárias ou epifisárias, frequentemente múltiplas **Lesões superficiais**
- Cortes e contusões
- Queimaduras e escaldões
- Sinais de hipotermia e queimaduras pelo frio

Sufocação

Envenenamento[32]

Pele

As lesões podem ocorrer em todo o lado. As nódoas negras nas nádegas e na região lombar estão frequentemente relacionadas com castigos; as nódoas negras na face são normalmente secundárias a uma bofetada. Outros achados típicos de maus tratos a crianças são marcas de agarrar, marcas de beliscões e hematomas circunferenciais. É difícil definir a idade das lesões. A maioria das lesões cutâneas tem uma cor inicialmente vermelha, seguida de um período vermelho-púrpura no espaço de 24 horas, que depois progride gradualmente para uma lesão predominantemente púrpura durante a semana seguinte. A descoloração para amarelo/verde/castanho deve-se à degradação da hemoglobina e ocorre num período de 1-3 semanas.

Queimaduras

Cerca de 10% dos maus-tratos físicos envolvem queimaduras. As lesões típicas encontradas nos maus tratos a crianças são as queimaduras de cigarros e as chamadas lesões de meias/luvas em bebés devido à imersão em água quente.

Queimaduras provocadas: As queimaduras infligidas podem ser causadas por uma série de coisas: objectos, ferramentas ou utensílios aquecidos; queimaduras por contacto seco com um aquecedor ou outra superfície quente; água quente por imersão intencional ou por salpicos ou escaldões. As queimaduras por imersão no corpo apresentam frequentemente uma linha de demarcação clara e uma história de que a criança foi salpicada pela água ou brincou na banheira ou no lava-loiça. Cigarros e charutos também podem ser usados para torturar a criança. Lesões circulares únicas ou múltiplas com escaras nos bordos de 0,51,0 cm de diâmetro podem ser observadas neste tipo de abuso.[13]

Lesões na cabeça

A incidência de traumatismos cranianos abusivos varia entre 17 por 100.000 e 40 por 100.000, sendo o maior grupo de traumatismos cranianos observado em bebés dos 0 aos 3 meses de idade. Cerca de um terço dos traumatismos cranianos abusivos não são reconhecidos aquando da primeira visita a um prestador de cuidados de saúde. Embora o traumatismo craniano não acidental em crianças com menos de 3 anos de idade seja difícil de diagnosticar, deve manter-se um elevado índice de suspeição. O espetro do traumatismo craniano pode variar desde fracturas do crânio a hemorragias intracranianas letais e atrofia cerebral. Os hematomas subdurais podem também ser o resultado de um abanão. A aceleração e desaceleração rápidas da cabeça a abanar parecem rasgar as veias em ponte, com a consequente hemorragia e hematomas subdurais, frequentemente bilaterais. Outro achado comum é o edema cerebral difuso com perda da diferenciação normal entre a substância cinzenta e branca. As hemorragias da retina estão quase sempre presentes nestes casos.[32]

As fracturas em crianças pequenas são raras. Em todos os doentes com menos de 3 anos de idade, a ocorrência de uma fratura sem uma história adequada deve levantar a suspeita de abuso infantil. Aproximadamente um quarto dos casos de abuso físico envolve os ossos longos, e as fracturas podem ser espirais ou transversais. Certas fracturas são quase patognomónicas de abuso infantil, como a fratura em lasca (fratura do canto ou da pega do balde) dos ossos longos.

Esta lesão ocorre devido à avulsão do canto da metáfise do periósteo durante lesões por arrancamento dos ossos longos. Cerca de 10 dias após a lesão, a calcificação da hemorragia subperiosteal dará origem à clássica linha dupla do córtex. Em todas as crianças com suspeita de abuso infantil, deve ser efectuado um levantamento esquelético. O exame do esqueleto inclui uma combinação de radiografias do tórax, crânio e extremidades apenas na direção antero-posterior (AP). Os maus-tratos repetidos podem manifestar-se como fracturas antigas das costelas com formação de calosidades em diferentes fases de cicatrização. Uma cintilografia óssea radionuclear é um método mais sensível para detetar lesões antigas, mas não é fiável abaixo de 1 ano de idade.[32]

Aspectos orais e dentários dos maus-tratos físicos

As lesões craniofaciais, da cabeça, da face e do pescoço ocorrem em mais de metade dos casos de abuso de crianças. É necessário um exame intra-oral e perioral cuidadoso e minucioso em todos os casos de suspeita de abuso e negligência. Além disso, todas as vítimas suspeitas de abuso ou negligência, incluindo crianças sob custódia do Estado ou em famílias de acolhimento, devem ser examinadas cuidadosamente, não só para detetar sinais de traumatismo oral, mas também cáries, gengivite e outros problemas de saúde oral.

Algumas autoridades acreditam que a cavidade oral pode ser um foco central de abuso físico devido à sua importância na comunicação e nutrição. As lesões orais podem ser infligidas com instrumentos como utensílios para comer ou um biberão durante a alimentação forçada; mãos; dedos; ou líquidos escaldantes ou substâncias cáusticas. Os maus-tratos podem resultar em contusões, queimaduras ou lacerações da língua, lábios, mucosa bucal, palato (mole e duro), gengiva, mucosa alveolar ou frénulo; dentes fracturados, deslocados ou avulsionados; ou fracturas do osso facial e da mandíbula. Num estudo12 , os lábios foram o local mais comum das lesões orais infligidas (54%), seguidos da mucosa oral, dentes, gengiva e língua. Dentes descoloridos, indicando necrose pulpar, podem resultar de trauma anterior. As mordaças aplicadas na boca podem resultar em hematomas, liquenificação ou cicatrizes nos cantos da boca. Algumas lesões graves da cavidade oral, incluindo lesões da faringe posterior e abcessos retrofaríngeos, podem ser infligidas por prestadores de cuidados com perturbação factícia por procuração para simular hemoptise ou outros sintomas que exijam cuidados médicos; independentemente do motivo do prestador de cuidados, todas as lesões infligidas devem ser comunicadas para investigação. As lesões não intencionais ou acidentais na boca são comuns e devem ser distinguidas do abuso, avaliando se a história, incluindo o momento e o mecanismo da lesão, é consistente com as caraterísticas da lesão e as capacidades de desenvolvimento da criança. Lesões múltiplas, lesões em diferentes fases de cicatrização ou uma história discrepante devem levantar a suspeita de abuso. Pode ser útil consultar ou encaminhar a criança para um dentista experiente.

História

- *História de testemunhas oculares:* Esta tem normalmente três aspectos:
i. O próprio filho afirma que a lesão é causada pelo progenitor
ii. Um progenitor acusa o outro da lesão
iii. O pai aceita que uma das muitas lesões é causada por ele, mas não todas.

- *Lesão inexplicável:* Alguns pais ou prestadores de cuidados negam ter conhecimento do ferimento; outros podem contar sobre o ferimento, mas não conseguem explicar como é que ele aconteceu. Esperam que os outros acreditem que a lesão foi espontânea. Quando pressionados, podem tornar-se evasivos ou dar uma explicação vaga. Estas explicações são auto-incriminatórias.

A maioria dos pais sabe exatamente como, onde e quando o seu filho se magoou.

- *História implausível:* Muitos pais dão uma explicação para a lesão, mas uma que é implausível e inconsistente com o senso comum, como a descrição de uma lesão ligeira, quando as marcas na criança provam o contrário.

- *Alegada lesão auto-infligida:* Uma alegada lesão auto-infligida num bebé pequeno é muito grave. Em geral, se uma criança não consegue gatinhar, não pode causar ferimentos a si própria.
- *Atraso na procura de cuidados médicos:* A maior parte dos pais não abusivos procuram cuidados imediatos quando o seu filho está ferido. Em contrapartida, algumas crianças maltratadas não são apresentadas para receber cuidados durante um período de tempo considerável, mesmo em caso de ferimentos graves. Outra caraterística dos pais agressores é o facto de não acompanharem a criança ao centro de saúde.[16]

As lesões craniofaciais, da cabeça, da face e do pescoço ocorrem em mais de metade dos casos de abuso de crianças. É necessário um exame intra-oral e perioral cuidadoso e minucioso em todos os casos de suspeita de abuso e negligência. Além disso, todas as vítimas suspeitas de abuso ou negligência, incluindo crianças sob custódia do Estado ou em famílias de acolhimento, devem ser examinadas cuidadosamente, não só para detetar sinais de traumatismo oral, mas também cáries, gengivite e outros problemas de saúde oral. Algumas autoridades acreditam que a cavidade oral pode ser um foco central de abuso físico devido à sua importância na comunicação e nutrição.[7]

O dentista deve saber distinguir os maus-tratos físicos de outros tipos de maus-tratos, observando a história, as lesões múltiplas e as fases de cicatrização.[7]

Os maus-tratos físicos podem resultar em vários tipos de lesões, incluindo contusões, equimoses, abrasões, lacerações, fracturas, queimaduras, mordeduras, hematomas, hemorragia da retina, alopécia traumática e traumatismo dentário. Lesões na cabeça, incluindo hematomas subdurais (que causam mais lesões graves e mortes do que qualquer outra forma de abuso), alopécia traumática, hematomas subgaleais e hematomas atrás das orelhas - hemorragia da retina, ptose e hematomas periorbitais, hematomas do pavilhão auricular e danos na membrana timpânica, fracturas nasais ou uma lesão que resulta em narinas coaguladas. Foram comunicadas lesões orofaciais, incluindo lesões labiais, como lacerações, queimaduras, abrasões ou hematomas; lesões bucais, como lacerações do frénulo labial ou lingual, queimaduras ou lacerações da gengiva, da língua, do palato ou do pavimento da boca; lesões da maxila ou da mandíbula, como fracturas passadas ou presentes dos ossos faciais, dos côndilos, do ramo ou da sínfise da mandíbula. As lesões provocadas por mordeduras estão normalmente associadas a maus tratos físicos ou sexuais. Tem sido referido que, muitas vezes, as marcas de dentadas são erradamente diagnosticadas como simples contusões da infância. As caraterísticas especiais das marcas de mordedura são a con figuração oval ou circular ou uma hemorragia, representando uma marca de "sucção" ou "empurrão". Foi relatado que as marcas podem ocorrer em qualquer parte do corpo da criança; os locais mais comuns são as bochechas, as costas, os lados, os braços, as nádegas e os órgãos genitais. As mordaças aplicadas na boca podem deixar nódoas negras, liquenificação ou cicatrizes nos cantos da boca. Ferimentos múltiplos, ferimentos em diferentes fases de cicatrização, ferimentos inadequados para a fase de desenvolvimento da criança ou uma história discrepante devem levantar a suspeita de abuso.[18]

Algumas lesões graves da cavidade oral, incluindo lesões da faringe posterior e abcessos retrofaríngeos, podem ser infligidas por prestadores de cuidados com perturbação factícia por procuração para simular hemoptise ou outros sintomas que exijam cuidados médicos; independentemente do motivo do prestador de cuidados, todas as lesões infligidas devem ser comunicadas para investigação. As lesões não intencionais ou acidentais da boca são comuns e devem ser distinguidas do abuso, avaliando se a história, incluindo o momento e o mecanismo da lesão, é consistente com as caraterísticas da lesão e com as capacidades de desenvolvimento da criança.[7]

Os lábios foram o local mais comum das lesões orais infligidas (54%), seguidos pela mucosa oral, dentes, gengivas e língua. Dentes descoloridos, indicando necrose pulpar, podem resultar de trauma anterior.[7]

Fracturas: As fracturas de idades variadas, algumas talvez recentes, outras a cicatrizar e outras resolvidas, são um achado comum nos casos de abuso. Já em 1946, John Caffey relatou no American Journal of Roentenology a ocorrência de fracturas em espiral de ossos longos e hematomas subdurais em bebés. Atualmente, o termo mais comum é traumatismo craniano abusivo (AHT). O trabalho de C. Henry Kempe (1962) sobre o abuso de crianças foi o mais significativo para iniciar um estudo sério do âmbito do problema, incluindo sinais e sintomas. Helfer e Kempe utilizaram o termo "Síndroma da Criança Maltratada" no seu texto de 1968, o que chamou a atenção dos profissionais de saúde, das forças policiais e do público leigo para o problema.

Hematomas: As nódoas negras em várias fases de cicatrização também podem ser uma prova de abuso em série. Mais uma vez, o período de tempo e a história apresentada pelos pais correspondem ao aspeto clínico da lesão. Se a criança tiver idade suficiente para contar o que aconteceu, muitas vezes uma simples pergunta não ameaçadora à criança pode dar ao profissional razões para prosseguir. Se o fizer fora do alcance dos ouvidos dos pais ou do prestador de cuidados, pode obter uma resposta diferente da que foi dada pelos pais. A localização típica das pancadas e contusões acidentais inclui o queixo, os cotovelos, os pulsos e as mãos, bem como os joelhos. As lesões acidentais nas proeminências ósseas são comuns, no entanto, as lesões nas superfícies reversas, como a parte interna do braço ou a parte de trás do joelho, têm mais probabilidades de resultar de maus tratos.[13]

Envelhecimento dos hematomas

Caraterísticas do tempo decorrido

0-3 Dias- Inchado, sensível

0-5 Dias- Vermelho, azul, roxo
5-7 dias - Verde
7-10 Dias- Amarelo
10-14 Dias -Castanho ou limpo[8]
2-4 Semanas- Limpo[11]

• _Contusões infligidas:_ Ocorrem em locais típicos ou enquadram-se em padrões reconhecíveis.

• _Equimoses acidentais:_ Um conhecimento profundo das nódoas negras acidentais comuns e invulgares ajudará a reconhecer as lesões infligidas. Também é útil compreender os costumes ou práticas invulgares que deixam nódoas negras. Por último, é importante lembrar que todas as descolorações azuladas da pele não são nódoas negras. A maioria das crianças adquire 1 ou 2 nódoas negras na atividade diária, como no joelho e nas pernas ao caminhar e na testa ao saltar. As caraterísticas destas nódoas negras são semelhantes às marcas de agarramento ou de maus tratos, no entanto, as nódoas negras acidentais situam-se sobretudo sobre proeminências ósseas, enquanto as marcas de maus tratos se situam em tecidos moles.

• _Equimoses invulgares:_ Algumas práticas étnicas comuns podem resultar em nódoas negras que não devem ser confundidas com maus tratos a crianças. A
Os vietnamitas podem provocar nódoas negras simétricas e lineares esfregando uma moeda. Para os sintomas de febre, arrepios ou dores de cabeça, as costas e o peito são cobertos com óleo e depois massajados em movimentos descendentes com o bordo de uma moeda.

• _Pseudo hematomas:_ Algumas doenças de pele como a mancha mongólica ou descolorações periorbitais alérgicas, _Haemophillus influenza_ podem dar a aparência de marcas abusivas.[16]

Locais típicos de contusões infligidas

• Nádegas e região lombar (pancadinhas)
• Genitais e parte interna das coxas
• Bochecha (marcas de bofetada)
• Lóbulo da orelha (marcas de aperto)
• Lábio superior e frénulo (alimentação forçada)
• Pescoço (marcas de estrangulamento)
• Comedores de boca (amordaçamento da criança) [16]

Variáveis que afectam o aspeto dos hematomas

• _Vascularização do tecido lesionado:_ Os hematomas nos tecidos soltos e altamente vascularizados à volta dos olhos são mais pronunciados do que na pele em áreas como a palma da mão ou as plantas dos pés.

• _Idade:_ As crianças e os idosos ficam com nódoas negras mais facilmente devido à pele frouxa e delicada.

• _Taxa metabólica:_ As mulheres ficam com nódoas negras mais facilmente do que os homens.

• _Medicamentos:_ A aspirina, por exemplo, pode aumentar a hemorragia.

• _Cor normal da pele:_ As pigmentações da mancha podem afetar a observação de uma contusão.

• _Massa e velocidade do impacto:_ Podem influenciar a profundidade e a superfície da lesão, bem como a taxa de cicatrização. Por exemplo, uma lesão subcutânea profunda pode prolongar o tempo de hemorragia ou um hematoma anterior no mesmo local pode afetar o hematoma subsequente, aumentando a taxa de resolução.

• _Tempo de lesão:_ O momento do aparecimento da equimose está relacionado com o tempo necessário para que o sangue extravasado chegue à superfície. Este tempo de espera permite que as equimoses antemortem apareçam postmortem.

• _Outros factores que afectam as contusões:_ Rapidez da morte após a lesão e condições ambientais.

Feridas laceradas e incisas: As feridas laceradas são causadas por um traumatismo contundente provocado por um instrumento plano ou "arredondado", que rasga os tecidos moles. As feridas com incisão são causadas por traumatismos de força cortante provocados por instrumentos com uma extremidade cortante. As lacerações têm normalmente fios de tecido fibroso que se estendem ao longo da ferida, o que se designa por ponte de tecido. As feridas com incisão também podem ser causadas por um cabo ou fio que é atingido com força suficiente para penetrar na pele.

Lesões padronizadas: As lesões com padrões são comuns nos maus tratos a crianças, bem como noutras formas de maus tratos. Um cordão enrolado ou um cabide metálico utilizado para bater na criança deixa uma marca caraterística. Além disso, uma bofetada no rosto ou noutra parte do corpo da criança pode deixar marcas interrompidas e paralelas dos dedos. Para o odontologista forense, a marca de mordedura humana é provavelmente o tipo mais frequente de lesão com padrão que pode ser chamado a avaliar.

Lesões orofaciais: As percentagens de maus-tratos físicos a crianças envolvendo o complexo orofacial variam entre 58% e 85% nas últimas três décadas. O rosto é considerado a "persona" da criança vítima e é o alvo mais frequente de maus-tratos físicos. Podem ser observados dentes fracturados, subluxados ou avulsionados. Lacerações do frénulo, contusões dos lábios, bochechas, sublingual e áreas faríngeas também são comuns. Os lábios podem ser lacerados com um objeto ou por uma bofetada da mão. O nariz também pode ser fracturado, lacerado ou contundido. Até mesmo fracturas do maxilar podem ser observadas em casos extremos.

Lesões oculares: As lesões oculares podem por vezes ser visíveis a olho nu, como as hemorragias subconjuntivais. A câmara anterior do olho também pode estar cheia de sangue. As lesões do tipo "chicotada" (Síndrome do Bebé Sacudido), como a hemorragia e o descolamento da retina, podem exigir um oftalmoscópio para serem detectadas.

Traumatismo craniano abusivo: Um hematoma subdural é a lesão fatal mais comum observada no traumatismo craniano abusivo (AHT). O resultado é uma hemorragia entre o cérebro e a superfície interna do crânio. Esta lesão requer normalmente intervenção cirúrgica. Os hematomas subgaleais envolvem hemorragias entre o couro cabeludo e a superfície externa do crânio. Ocasionalmente, uma queda ou uma pancada acidental na cabeça pode provocar este tipo de reação. Dependendo do tamanho, da flutuação, da dor ou da natureza do inchaço, uma compressa fria pode ser um alívio adequado; no entanto, se for extenso, deve ser avaliado por um médico. Puxar o cabelo de forma traumática também pode causar este tipo de lesão, que pode ter de ser excluída pelo profissional de saúde que a examina. Os pais ou outros prestadores de cuidados podem entrançar ou pentear o cabelo que foi puxado do couro cabeludo. A alopécia é uma condição médica semelhante à calvície masculina. O cabelo cai no folículo e deixa uma superfície lisa da pele. Por outro lado, o cabelo arrancado parte-se em vários pontos da haste, o que deixa algumas zonas desnudadas e algumas hastes de cabelo partidas de diferentes comprimentos.

<u>MARCAS DE MORDIDELAS</u>

MacDonald (1974) definiu uma marca de mordedura como "uma marca causada pelos dentes, isoladamente ou em combinação com outras partes da boca [15]

O American Board of Forensic Odontology (ABFO) define *uma* marca de mordida na pele como "uma alteração física num meio causada pelo contacto de dentes" e, especificamente, como "um padrão representativo deixado num objeto ou tecido pelas estruturas dentárias de um animal ou humano[14]

As marcas de dentadas humanas são frequentemente observadas em casos de abuso físico de crianças. Como odontologistas, estamos qualificados para examinar essas marcas quanto à sua possível origem. Podem ser de um adulto ou de outra criança. Existem questões pertinentes que incluem, em primeiro lugar, qual a forma e o tamanho dos dentes vistos na marca e se estão claramente demarcados; e se a lesão se enquadra na história fornecida no que respeita ao tamanho, forma, orientação no corpo, como e quando foi infligida. Em alguns casos de maus tratos a crianças, pode também ser necessário sedar a criança para fotografar corretamente a marca da mordedura e tirar as impressões necessárias. As percentagens de abuso físico de crianças envolvendo o complexo orofacial variam entre 58% e 85% nas últimas três décadas. O rosto é considerado a "persona" da criança vítima e é o alvo mais frequente de maus-tratos físicos.

O manual da ABFO define as marcas de mordedura como 1) Uma alteração física no meio causada pelo contacto dos dentes, 2) Um padrão representativo deixado num objeto ou tecido pelas estruturas dentárias de um animal ou humano. O manual descreve uma marca de mordedura como "uma lesão de padrão circular ou oval que consiste em dois arcos opostos simétricos, em forma de "U", separados nas suas bases por espaços abertos. Na periferia dos arcos há uma série de abrasões, contusões e/ou lacerações individuais que reflectem o tamanho, a forma, a disposição e a distribuição das caraterísticas de classe das superfícies de contacto da dentição humana".[2]

As marcas de mordedura em crianças representam maus tratos a crianças até prova em contrário. A maioria dos doentes vítimas de maus tratos a crianças é trazida às urgências hospitalares, clínicas pediátricas ou centros de emergência com uma história de traumatismo acidental fornecida pelos pais ou pelo adulto responsável. As mordeduras raramente são acidentais e são bons indicadores de abuso infantil genuíno[12]

AS MARCAS DE DENTADAS SÃO PROVAS FÍSICAS

O exame das marcas de dentadas utiliza os mesmos instrumentos e a mesma terminologia que a análise de outras provas físicas.

Caraterísticas da classe

As caraterísticas de classe são aquelas que nos permitem expressar confiança de que um determinado tipo de ferramenta (no nosso caso, uma dentição humana) causou uma impressão. Esta determinação, por si só, pode ser importante - o facto de estar presente uma marca de mordedura pode ter valor num processo criminal, mesmo que não estejam presentes caraterísticas individuais suficientes para permitir uma comparação com a dentição de mordedores suspeitos.

As caraterísticas de classe associadas às marcas de dentadas humanas são:

• Lesão de forma circular ou ovoide constituída por duas arcadas opostas, normalmente separadas uma da outra. Por vezes, estes círculos ou ovóides podem ser parciais, o que indica que o odontologista forense deve ser cauteloso na sua interpretação.

• Cada arcada deve apresentar um padrão de lesões mais pequenas que representam os dentes individuais de cada arcada que contactaram com a superfície mordida.

• Os arcos devem ter um tamanho adequado.

• Contusões lineares ou abrasões podem estar associadas a cada arcada, à medida que os dentes se arrastam pela superfície mordida para alcançar as suas posições finais.

• Pode estar presente uma contusão central (ou hematoma).

• Podem estar presentes impressões de contusões que representem pormenores das superfícies palatinas dos dentes incisivos superiores e dos encaixes entre os dentes.

• Podem estar presentes lesões múltiplas em locais diferentes e, por vezes, podem ser observadas no mesmo local, sobrepostas ou sobrepostas umas às outras.

• Também observámos durante a fase de análise do exame que as linhas médias de cada arcada dentária, se projectadas ao longo da direção de quaisquer marcas de raspagem no tecido que possam estar presentes, devem encontrar-se numa área mais ou menos central dentro dos limites da arcada. O ângulo entre as duas linhas é indicativo do ângulo entre a dentição e a superfície mordida no momento da mordida, e observámos que é maior em superfícies com maior curvatura.

Normalmente, o ponto de encontro está mais próximo da arcada inferior do que da superior, porque os dentes da arcada inferior movem-se menos através da superfície do tecido em comparação com os da arcada superior. Se esta caraterística geral não for observada, então podemos questionar se a lesão é realmente uma marca de mordida. Devemos também considerar esta caraterística como uma caraterística de classe de uma marca de mordida.

Caraterísticas individuais

As caraterísticas individuais associadas às marcas de dentadas humanas são as que caracterizam a dentição específica que infligiu a lesão. Podem incluir:

• Os tamanhos aproximados das arcadas na lesão (com ressalvas, ver abaixo em "Exatidão da transferência das caraterísticas dentárias para os tecidos mordidos" e "Distorções devidas às propriedades dos tecidos e ao movimento de uma parte do corpo mordida").

• O padrão resultante da disposição específica dos dentes na arcada dentária de um agressor.

• A falta de dentes deixa lacunas numa arcada da lesão.

• Um ou mais diastemas podem deixar lacunas reconhecíveis numa lesão do arco.

• Dentes com erupção excessiva ou mal posicionados que deixam evidências no padrão da lesão.

• Fissuras, entalhes ou caraterísticas da superfície dos dentes que deixam vestígios no padrão da lesão.

• As "marcas de raspagem" ou marcas de arrastamento abrasivo numa superfície de tecido resultantes das caraterísticas específicas dos dentes em cada arcada que formam um tipo de "código de barras" suscetível de ser específico de uma determinada dentição.

• O padrão produzido pela mordida que favorece um ou outro lado da dentição.

Se tal não se dever à posição do mordedor e da vítima, pode indicar um padrão de mordedura habitual resultante de uma mordida aberta em que os dentes anteriores simplesmente não conseguem ocluir.

• Qualquer outro atributo específico de uma dentição refletido na lesão modelada.

É de notar que a Sociedade Australiana de Odontologia Forense (AUSFO), nas suas Diretrizes para a realização de análises de marcas de mordida na Austrália, não só se refere a "caraterísticas de classe" e "caraterísticas individuais", como também inclui "caraterísticas de subclasse" entre as duas. Define-as como sendo "representadas por partes discretas da lesão que podem ser razoavelmente atribuídas como tendo sido efectuadas por dentes individuais. É principalmente na comparação de caraterísticas de subclasse, tais como a posição e o grau de rotação, que são feitas associações entre uma dentição e uma marca de mordida na pele humana", mesmo detalhes mais discretos que revelam informações sobre dentes individuais, tais como áreas atribuíveis ao entalhe e ao desgaste diferencial dos dentes, são considerados caraterísticas individuais. É duvidoso que as caraterísticas individuais sejam representadas com alguma exatidão numa marca de mordedura cutânea devido à natureza da pele humana; no entanto, as caraterísticas individuais podem ser representadas em marcas de mordedura em objectos inanimados.[24] (24 Jane A. Taylor Princípios e práticas de odontologia forense)

Caraterística do arco:

Um padrão que representa a disposição dos dentes numa marca de mordida. Por exemplo, uma combinação de dentes rodados, versão vestibular ou lingual, desvio mesiodistal e alinhamento horizontal contribui para a diferenciação entre indivíduos. O número, a especificidade e a reprodução exacta destas caraterísticas da arcada contribuem para a avaliação global, determinando o grau de confiança de que um determinado suspeito fez a marca da mordida (por exemplo, rotação, versão vestibular ou lingual, desvio mesial ou distal, alinhamento horizontal).

Caraterística dentária:

Uma caraterística ou traço dentro de uma marca de mordida que representa uma variação individual do dente. O número, a especificidade e a reprodução exacta destas caraterísticas dentárias, em combinação com as caraterísticas da arcada, contribuem para a avaliação global na determinação do grau de confiança de que um determinado suspeito fez a marca de mordida (por exemplo, padrão de desgaste invulgar, entalhe, angulações, fratura).[13]

Caraterísticas adicionais (Bowers 2004)

As marcas de mordedura podem ter as seguintes caraterísticas adicionais:

1. Equimoses:

(a) Equimose central: A pressão negativa formada pela língua e pela sucção e a pressão positiva criada pelo fecho dos dentes provocam uma hemorragia extravascular devido à interrupção dos pequenos vasos sanguíneos, produzindo uma equimose central.

(b) Abrasões lineares, contusões ou estrias: Estas são produzidas pelo deslizamento dos dentes contra a pele ou pela impressão das superfícies linguais dos dentes na pele.

(c) Mordedura dupla: É também chamada de mordida dentro de uma mordida e é produzida quando, durante o contacto inicial com os dentes, a pele escorrega e os dentes voltam a contactar pela segunda vez com a pele.

(d) Padrões de tecelagem de vestuário interpostos.

(e) Equimose periférica: Produz-se quando há hematomas excessivos e constantes.

2. Marcas de dentadas parciais:

(a) Uma arqueada: Também designados por meias-mordidas.

(b) Um ou alguns dentes.

(c) Marcas unilaterais: Produzem-se quando a dentição está incompleta ou quando há uma pressão irregular durante a mordedura.

3. Marcas de dentadas desbotadas:

(a) Arcadas fundidas: Neste caso, não existem marcas de dentes individuais.

(b) Sólida: É produzida quando o eritema ou a contusão cobrem toda a área central da marca de mordedura. Neste caso, a marca de mordedura não apresenta um padrão anelar, mas sim uma marca circular descolorida.

(c) Arcos fechados: Neste caso, as arcadas maxilar e mandibular estão unidas nos seus bordos.

(d) Latente: Visto com técnicas de imagem especiais.

4. Mordeduras sobrepostas: Duas marcas de dentadas sobrepõem-se uma à outra.

5. Mordeduras avulsivas: Nestas mordeduras, o tecido é arrancado da vítima durante a mordedura.[18]

FACTORES QUE INFLUENCIAM O APARECIMENTO DE MARCAS DE MORDEDURA

• ***Vascularização do tecido:*** A contusão dos tecidos soltos e altamente vascularizados à volta dos olhos é mais pronunciada do que a da pele em áreas como a palma da mão ou as plantas dos pés.

• ***Idade:*** As crianças e os idosos ficam com nódoas negras mais facilmente devido à pele frouxa e delicada.

• ***Taxa metabólica:*** As mulheres ficam com nódoas negras mais facilmente do que os homens.

• ***Medicamentos:*** A aspirina, por exemplo, pode aumentar a hemorragia.

• ***Cor normal da pele:*** As pigmentações da mancha podem afetar a observação de um hematoma.

• **Massa e velocidade** do impacto.

• ***Tempo de lesão:*** O tempo de aparecimento do hematoma está relacionado com o tempo necessário para que o sangue extravasado chegue à superfície. Este desfasamento permite que os hematomas antemortem sejam postmortem.

• ***Outros factores que afectam as contusões:*** Rapidez da morte após a lesão e condições ambientais.[16]

Protocolo da sociedade americana de odontologia forense para a análise de marcas de dentadas, 1993

* Descrição da marca de mordedura
* Recolha de provas junto da vítima
- Fotografia
- Esfregaço de saliva
- Impressão
- Amostras de tecido
- Recolha de provas junto do suspeito
- Registos dentários
- Fotografia
- Exame clínico
- Impressão
- Comparação das marcas de dentadas[16]

Diretrizes da ABFO para os relatórios de investigação e finais sobre as marcas de identificação

As seguintes diretrizes para a redação de um relatório da ABFO Bitemark propõem um formato para a redação de relatórios de casos de bitemark. Estas diretrizes são sugestões para a forma e o conteúdo do relatório. Os diplomatas podem ser solicitados a fornecer relatórios preliminares ou de investigação. Esses relatórios preliminares podem seguir as mesmas diretrizes gerais sem serem de natureza conclusiva. Os relatórios podem ser estruturados nas seguintes secções

Introdução

Esta secção fornece a informação de base, os dados "quem, o quê, quando, onde e porquê" relacionados com o caso.

Inventário dos elementos de prova recebidos

Esta secção enumera todas as provas recebidas pelo odontologista forense e especifica a fonte das provas.

Inventário das provas recolhidas

Esta secção enumera a natureza, a fonte e a autoridade das provas recolhidas pelo odontologista forense.

Opinião sobre a natureza da lesão ou lesões modeladas

Esta secção indica a opinião do autor quanto ao facto de as lesões com padrão em questão serem ou não marcas de mordedura, utilizando a terminologia da ABFO. Nesta parte do relatório, é utilizado apenas um termo comparativo para cada opinião.

Métodos de análise

Esta secção descreve os métodos analíticos utilizados para as lesões padronizadas determinadas como marcas de mordida.

Resultados das análises

Esta secção descreve os resultados das comparações e análises.

Opinião

Esta secção apresenta a opinião do autor sobre a relação entre uma ou mais marcas de mordedura e um ou mais mordedores suspeitos, utilizando a terminologia de marcas de mordedura da ABFO. Nesta parte do relatório, é utilizado apenas um termo comparativo para cada opinião.

Declaração de exoneração de responsabilidade

Podem ser incluídas declarações de exoneração de responsabilidade para indicar que a opinião ou opiniões se baseiam nas provas analisadas até à data do relatório. O autor pode reservar-se o direito de apresentar relatórios alterados, caso surjam provas adicionais.

Orientações para a análise da marca de identificação ABFO

Descrição da Bitemark

O odontologista deve registar e descrever os seguintes elementos

1. Dados de identificação (número do processo, agência, nome do(s) examinador(es), etc.)

2. Localização da Bitemark

a. Localização anatómica ou objeto mordido

b. Contorno da superfície: (por exemplo, plano, curvo ou irregular)

c. Caraterísticas dos tecidos

3. Forma, cor e tamanho

4. Tipo de lesão (por exemplo, abrasão, contusão e avulsão)

5. Outras informações, conforme indicado (por exemplo, caraterísticas tridimensionais, condições invulgares, derivadas de tecido excisado e transiluminação).

Métodos de comparação de exemplares com marcas de referência

1. Tipos de sobreposições

a. Gerado por computador

b. Traçado a partir de moldes dentários

c. Radiografias criadas a partir de material radiopaco aplicado à mordida de cera.

d. Imagens de moldes impressas em película de transparência.

2. Picadas de teste (cera, esferovite, argila, pele, etc.)

3. Técnicas de comparação

a. Os exemplos da dentição são comparados com fotografias correspondentes do padrão de mordida.

b. Moldes dentários para fotografias em tamanho real, moldes dos padrões de mordida, reproduções do padrão quando em objectos inanimados ou tecido ressecado.

4. Outros métodos de análise utilizados

a. Transiluminação de tecidos

b. Melhoramento informático e/ou digitalização de marcas e/ou dentes

c. Estereomicroscopia e/ou macroscopia

d. Microscopia eletrónica de varrimento

e. Sobreposição de vídeo

f. Histologia

g. Estudos métricos[13]

Diagnóstico diferencial

uma série de outras condições podem ser confundidas com abuso (e vice-versa), incluindo o seguinte:

• ***Traumatismo do sioki:*** deve ser evidente na história do nascimento.

• yy/?Zzz7z ***congénita>*** $'.- reação periosteal crónica combinada com alargamento da metáfise e análises sanguíneas positivas.

• Osteogénese zmper/ecte.' fracturas múltiplas, escleróticas azuis, osteoaenia.

• T?zc£e/s.- doença renal, ossos longos curvados, anomalias sanguíneas.

• Sezzrvy - má cicatrização de feridas, sangramento das gengivas, petéquias.

• ***Doenças*** TJZeedzwg: hemofilia, meningococemia.

• *Saltar dmpasgs:* impetigo, varicela, síndrome da pele escamada (queimaduras ayc).

É claro que também pode ocorrer um traumatismo acidental genuíno - a história, o padrão da lesão e a interação com os pais devem ajudar a indicar que é esse o caso.[32]

GESTÃO

1. Cuidados médicos

O tratamento da violência física é uma tarefa complexa que envolve uma abordagem de equipa interdisciplinar. A natureza da lesão determina a forma de terapia médica, e os pormenores do ambiente de prestação de cuidados determinam os apoios psicossociais necessários para manter a criança segura.[32]

Tratamento inicial das lesões

A estabilização inicial da criança vítima de agressão física grave recorre a uma abordagem ABC, como para qualquer criança ferida.

• inquérito primário com reanimação;

• inquérito secundário com tratamento de emergência; e

• transferência para cuidados definitivos.

O tratamento da criança é a prioridade nesta fase; deve ter-se o cuidado de minimizar a interferência com quaisquer provas forenses nas roupas ou na pele da criança.

Inquérito primário

O inquérito primário é constituído por ABCDE:

• Vias aéreas com controlo da coluna cervical

• Respiração com suporte ventilatório

- Circulação com controlo da hemorragia
- Incapacidade com prevenção de insulto secundário
- Exposição

Nesta fase, são úteis auxiliares como radiografias torácicas e pélvicas, análises sanguíneas iniciais (incluindo uma amostra de compatibilidade cruzada), uma sonda oro ou nasogástrica e um cateter urinário.

Inquérito secundário

A prioridade inicial é a reanimação e o tratamento dos problemas imediatos que ameaçam a vida, seguindo-se o exame secundário, no qual a criança é submetida a um exame completo da cabeça aos pés. As crianças vítimas de maus tratos físicos têm frequentemente indícios de lesões mais antigas no momento da sua apresentação aos serviços de saúde, devendo o médico avaliador documentá-las com exatidão. [32]

Transferência

A fase final da gestão da emergência é a transferência para os cuidados definitivos. Isto envolve o acondicionamento adequado para a transferência - dentro do hospital ou para outra unidade - e a entrega ao pessoal de receção. Uma transferência precisa é essencial em casos de suspeita ou comprovação de abuso físico, e a presença de notas contemporâneas precisas facilita muito a continuidade dos cuidados.[32]

No caso de questões médicas, as fracturas esqueléticas dos ossos longos podem necessitar de gesso e deve ser consultada a ortopedia para assistência no diagnóstico e tratamento. Se estiver a ser considerada clinicamente a possibilidade de osteogénese imperfeita (OI), também pode ser útil uma consulta de genética. As queimaduras variam em termos de gravidade e os tratamentos vão desde a limpeza da área até ao enxerto de pele. A cirurgia plástica deve ser consultada para ajudar no tratamento de queimaduras mais graves; pode ser indicada a transferência para uma unidade de queimados.[33]

2. Cuidados cirúrgicos - Em casos de traumatismos graves ou multissistémicos, pode ser necessário o envolvimento de um cirurgião pediátrico para os cuidados e o tratamento cirúrgico das lesões.[32]

3. Consultas-As seguintes consultas podem ser justificadas:

- A experiência do radiologista pediátrico é importante porque muitas fracturas abusivas em bebés são subtis nas radiografias. O envolvimento rotineiro de um radiologista pediátrico é ideal. Em locais onde os radiologistas pediátricos não estão disponíveis por rotina, um deles deve ser consultado nos casos em que a datação de lesões ósseas se torna central para a investigação de maus-tratos e quando surgem preocupações em relação à osteogénese imperfeita (OI) ou outros problemas de mineralização óssea.

- Os ortopedistas podem ajudar no diagnóstico e tratamento de fracturas do esqueleto dos ossos longos.

- Os hematologistas podem ajudar no diagnóstico e tratamento de doenças hemorrágicas.
- Podem ser necessários geneticistas para um exame detalhado da OI ou de outras doenças do colagénio para caraterização da doença do colagénio.
- Os cirurgiões plásticos podem ser necessários para ajudar no tratamento de queimaduras graves.
- Os oftalmologistas devem ser envolvidos sempre que se suspeite de traumatismo craniano abusivo (TCE), para uma avaliação formal que inclua o exame dos olhos para detetar hemorragias na retina através de um exame oftalmoscópico direto dilatado, idealmente com fotografia da retina para permitir uma análise independente por pares.
- Pode ser necessário um pediatra, um pediatra de desenvolvimento comportamental ou um assistente social psiquiátrico para avaliar as necessidades de saúde mental da criança e da família, bem como para coordenar um plano global de tratamento psicossocial.[32]

SÍNDROME DA CRIANÇA MALTRATADA

O termo síndrome da criança maltratada foi cunhado por Kempe et al, para caraterizar a manifestação clínica de abuso físico grave em crianças pequenas.[14] A síndrome da criança maltratada é uma condição clínica em crianças pequenas que sofreram abuso físico grave, geralmente de um dos pais ou de um pai adotivo. A condição também tem sido descrita como "trauma não reconhecido" por radiologistas, ortopedistas, pediatras e assistentes sociais. É uma causa significativa de incapacidade e morte na infância. Infelizmente, muitas vezes não é reconhecida ou, se diagnosticada, é tratada de forma inadequada pelo médico devido à hesitação em levar o caso à atenção das autoridades competentes.[21]

Manifestações clínicas

As manifestações clínicas da síndrome da criança agredida variam muito, desde os casos em que o traumatismo é muito ligeiro e muitas vezes não é suspeitado nem reconhecido, até aos casos em que há uma evidência mais evidente de lesão dos tecidos moles e do esqueleto. No primeiro grupo, pode considerar-se que os sinais e sintomas dos doentes resultam de uma insuficiência de crescimento devido a outra causa ou que foram produzidos por uma perturbação metabólica, um processo infecioso ou qualquer outra perturbação. Nestes doentes, os achados específicos de traumatismo, tais como hematomas ou alterações radiológicas caraterísticas, tal como descrito abaixo, podem ser mal interpretados e o seu significado não ser reconhecido.

Idade: A síndrome da criança agredida pode ocorrer em qualquer idade, mas, em geral, as crianças afectadas têm menos de 3 anos[14] . Verifica-se uma predominância do sexo masculino (55% - 67%).[22]

Caraterísticas: Nalguns casos, as manifestações clínicas limitam-se às resultantes de um único episódio de traumatismo, mas mais frequentemente o estado geral de saúde da criança é inferior ao normal e ela apresenta indícios de negligência, incluindo má higiene da pele, múltiplas lesões dos tecidos moles e subnutrição. É frequente obter-se uma história de episódios anteriores sugestivos de negligência parental ou de traumatismo. Uma discrepância acentuada entre os achados clínicos e os dados históricos fornecidos pelos pais é uma das principais caraterísticas diagnósticas da síndrome da criança agredida. O facto de não ocorrerem novas lesões, quer nos tecidos moles, quer nos ossos, enquanto a criança está no hospital ou num ambiente protegido, reforça o diagnóstico e tende a excluir muitas doenças do sistema esquelético ou hematopoiético, nas quais as lesões podem ocorrer espontaneamente ou após pequenos truumutismos. O hematoma subdural, com ou sem fratura do crânio, é, na nossa experiência, um achado extremamente frequente, mesmo na ausência de fracturas dos ossos longos. Num caso ocasional, o progenitor ou o substituto do progenitor pode também ter agredido a criança através da administração de uma overdose de uma droga ou da exposição da criança a gás natural ou a outras substâncias tóxicas. A distribuição caraterística destas fracturas múltiplas e a observação de que as lesões se encontram em diferentes fases de cicatrização são de valor adicional para o diagnóstico.

Na maioria dos casos, as lesões ósseas de diagnóstico são observadas acidentalmente durante o exame para outros fins que não a avaliação de possíveis abusos. Ocasionalmente, o exame após uma lesão conhecida revela sinais de outro envolvimento esquelético insuspeito. Quando se considera a possibilidade de agressão parental, o exame radiológico de todo o esqueleto pode fornecer uma confirmação objetiva. Após o diagnóstico, o exame radiológico pode documentar a cicatrização das lesões e revelar o aparecimento de novas lesões, caso tenha sido infligido um traumatismo adicional.

As manifestações radiológicas de traumas em estruturas esqueléticas em crescimento são as mesmas, independentemente de haver ou não história de lesão. No entanto, há relutância por parte de muitos médicos em aceitar os sinais radiológicos como indicações de trauma repetitivo e possível abuso. Esta relutância resulta da relutância emocional do médico em considerar o abuso como a causa da dificuldade da criança e também devido à falta de familiaridade com certos aspectos da consolidação de fracturas, pelo que não tem a certeza do significado das lesões presentes. Para o médico informado, os ossos contam uma história que a criança é demasiado jovem ou tem demasiado medo de contar.

Técnicas de avaliação

Os médicos devem ter um elevado nível de suspeição inicial do diagnóstico da síndrome da criança espancada em casos de hematoma subdural, fracturas múltiplas inexplicáveis em diferentes fases de cicatrização, atraso no crescimento, quando estão presentes inchaços dos tecidos moles ou hematomas cutâneos, ou em qualquer outra situação em que o grau e o tipo de lesão não coincidam com a história apresentada relativamente à sua ocorrência, ou em qualquer criança que morra subitamente. Quando se coloca o problema dos maus tratos parentais, o médico deve dizer aos pais que, na sua opinião, a lesão não deveria ter ocorrido se a criança estivesse adequadamente protegida, e deve indicar que gostaria que os pais lhe contassem toda a história, para que ele pudesse ajudá-los a evitar que ocorrências semelhantes se repitam no futuro. A ideia de que agora podem ajudar a criança, fornecendo uma história muito completa das circunstâncias que rodearam a lesão, ajuda por vezes os pais a sentirem que estão a expiar o mal que fizeram. Mas em muitos casos, independentemente da abordagem utilizada na tentativa de obter uma história completa do(s) incidente(s) abusivo(s), os pais continuarão a negar que foram culpados de qualquer ato errado. Ao falar com os pais, o médico pode, por vezes, obter informações adicionais, mostrando que compreende o seu problema e que deseja ajudá-los, bem como à criança. Pode ajudá-los a revelar as circunstâncias das lesões, apontando as razões que podem utilizar para explicar a sua ação. Se for sugerido que "os novos pais por vezes perdem a calma e são demasiado enérgicos nas suas acções", os pais podem entender essa afirmação como uma desculpa para as suas acções. O interrogatório não deve ser zangado ou hostil, mas sim compreensivo e calmo, com a indicação do médico de que o diagnóstico está bem estabelecido com base em resultados objectivos e que todas as partes, incluindo os pais, têm a obrigação de evitar a repetição das circunstâncias que levaram ao trauma. O médico deve reconhecer que o facto de trazer a criança para ser atendida por si só não indica necessariamente que os pais são inocentes e que estão a demonstrar uma preocupação adequada; o trauma pode ter sido infligido durante momentos de raiva temporária incontrolável. Independentemente da relutância pessoal do médico em se envolver, é necessária uma investigação completa para a proteção da criança, de modo a que possa ser tomada uma decisão quanto à necessidade de a colocar longe dos pais até que as questões sejam totalmente esclarecidas. Muitas vezes, o progenitor culpado é aquele que dá a impressão de ser o mais normal.

Caraterísticas Radiológicas

O exame radiológico desempenha dois papéis principais no problema do abuso de crianças. Inicialmente, é uma ferramenta para a descoberta de casos e, subsequentemente, é útil como guia no tratamento.

Os sinais de diagnóstico resultam de uma combinação de circunstâncias: idade do doente, natureza da lesão, tempo decorrido até à realização do exame e se o episódio traumático foi repetido ou ocorreu apenas uma vez.

Idade - Regra geral, as crianças têm menos de 3 anos de idade; a maioria, de facto, são bebés. Neste grupo etário, a quantidade relativa de cartilagem radiolucente é grande; por conseguinte, as rupturas anatómicas da cartilagem sem deformidade grosseira são radiologicamente invisíveis ou difíceis de demonstrar. Uma vez que o periósteo dos bebés está menos firmemente ligado ao osso subjacente do que nas crianças mais velhas e nos adultos, é mais fácil e extensivamente removido da haste por hemorragia do que nos doentes mais velhos. Na infância, hematomas subperistálticos maciços podem seguir-se a uma lesão e elevar o periósteo ativo, de modo a que a formação de novo osso possa ocorrer à volta e à distância da haste parental.

Natureza da investigação - A facilidade e a frequência com que uma criança é agarrada pelos braços ou pernas fazem com que as lesões do esqueleto apendicular sejam as mais comuns nesta síndrome. Mesmo quando existem lesões ósseas noutros locais, por exemplo, crânio, coluna vertebral ou costelas, os sinais de lesões nas extremidades estão normalmente presentes. As extremidades são as "pegas" para o manuseamento brusco, quer o braço seja puxado para pôr uma criança relutante de pé ou para acelerar a sua subida de escadas, quer as pernas sejam seguradas enquanto se balança o pequeno corpo de forma punitiva ou numa tentativa de impor medidas corretivas. As forças aplicadas por uma mão adulta ao agarrar e prender envolvem geralmente tração e torção: estas são as forças mais susceptíveis de produzir separações epifisárias e cisalhamento periosteal. As fracturas do bastão resultam de golpes diretos ou de forças de flexão e compressão.

Tempo após a lesão em que o exame de raios X é efectuado

Este facto é importante na avaliação de casos conhecidos ou suspeitos de abuso de crianças. A menos que tenham sido produzidas fracturas grosseiras, luxações ou separações epifisárias, não são encontrados sinais de lesão óssea durante a primeira semana após uma lesão específica. As alterações reparadoras podem manifestar-se pela primeira vez cerca de 12 a 14 dias após a lesão e podem aumentar nas semanas seguintes, dependendo da extensão da lesão inicial e do grau de repetição. As alterações reparadoras são mais activas nos ossos em crescimento das crianças do que nos adultos e reflectem-se radiologicamente na reação excessiva de osso novo. Histologicamente, a reação tem sido confundida com uma alteração neoplásica por aqueles que não estão familiarizados com as reacções vigorosas do tecido jovem em crescimento.

Repetição da lesão - Este é provavelmente o fator mais importante na produção de sinais radiológicos de diagnóstico da síndrome. Os achados podem depender da diminuição da imobilização de um osso lesionado, o que leva a macro e microtraumas recorrentes na área da lesão e da cicatrização, com reação local excessiva e hemorragia e, por fim, reparação exagerada. Em segundo lugar, a lesão repetitiva pode produzir lesões ósseas numa área num determinado momento e noutra área noutro momento, produzindo lesões em várias áreas e em diferentes fases de cicatrização.

Assim, as caraterísticas radiológicas clássicas do síndroma da criança maltratada são normalmente encontradas no esqueleto apendicular em crianças muito jovens. Pode haver irregularidades de mineralização nas metáfises de alguns dos principais ossos tubulares com ligeiro desalinhamento do centro de ossificação epifisária adjacente. Pode estar presente uma fratura evidente num outro osso. Noutros locais, pode haver uma reação subperiosteal abundante e ativa, mas bem calcificada, com alargamento do eixo em direção a uma extremidade do osso. Um ou mais ossos podem demonstrar corticais distintamente espessadas, resíduos de reacções peristeais previamente cicatrizadas. Além disso, podem estar presentes as caraterísticas radigráficas de um hematoma subdural com ou sem fratura craniana evidente.

Diagnóstico Diferencial-

As caraterísticas radiológicas são tão distintas que outras doenças são geralmente consideradas apenas devido à relutância em aceitar as implicações da lesão óssea. A menos que certos aspectos da cicatrização óssea sejam considerados, os achados pertinentes podem passar despercebidos. Em muitos casos, o exame roentgenográfico só é efectuado logo após a lesão conhecida; se for detectada uma fratura, o reexame é feito após dedução e imobilização; e, se tiver sido obtido um posicionamento satisfatório, o exame seguinte não é normalmente efectuado durante um período de 6 semanas, quando o gesso é retirado. Quaisquer filmes de intervalo que possam ter sido realizados antes deste período seriam provavelmente insatisfatórios, uma vez que os pormenores das lesões ósseas teriam sido obscurecidos pelo gesso. Se for observada fragmentação e produção óssea, estas são consideradas como evidência de reparação e não como manifestações de traumatismos múltiplos ou repetitivos. Se não existir uma fratura evidente ou o conhecimento da lesão, as alterações ósseas podem ser consideradas como resultado de escorbuto, sífilis, hiperostose cortical infantil ou outras condições. A distribuição das lesões na criança maltratada não está relacionada com as taxas de crescimento; além disso, uma lesão extensa pode apresentar-se na extremidade de crescimento lento de um osso que, de outra forma, é normalmente mineralizado e não mostra qualquer evidência de distúrbio metabólico na sua extremidade de crescimento rápido.

O escorbuto é frequentemente sugerido como um diagnóstico alternativo, uma vez que também produz grandes hemorragias subperiosteais calcificantes devido a traumatismos e exageros locais mais acentuados em áreas de crescimento rápido. No entanto, o escorbuto é uma doença sistémica em que todos os ossos apresentam a osteoporose generalizada associada à doença. A história alimentar da maior parte das crianças com traumatismos reconhecidos não apresenta anomalias grosseiras e, sempre que se determinou o teor de vitamina C no sangue, este foi normal.

Nos primeiros meses de vida, a sífilis pode resultar em lesões metafisárias e periosteais semelhantes às que estão a ser discutidas. No entanto, as lesões ósseas da sífilis tendem a ser simétricas e são normalmente acompanhadas por outros estigmas da doença. Em casos duvidosos, devem ser efectuados testes serológicos.

A osteogénese imperfeita também tem alterações ósseas que podem ser confundidas com as devidas a traumatismos, mas também é uma doença generalizada e a evidência da doença deve estar presente nos ossos que não estão envolvidos na reação disruptiva-produtiva. Mesmo quando estão presentes fracturas do crânio, o padrão de ossificação em mosaico da abóbada craniana, caraterístico da osteogénese imperfeita, não é observado na síndrome da criança espancada. As fracturas na osteogénese imperfeita são normalmente dos eixos; na síndrome da criança maltratada ocorrem normalmente nas regiões metafisárias. As escleróticas azuis, as deformações esqueléticas e a história familiar de anomalias semelhantes não foram observadas nos casos relatados de crianças com traumatismo não reconhecido.

Podem ocorrer lesões diafisárias produtivas na hiperostose cortical infantil, mas as lesões metafisárias de traumas não reconhecidos servem facilmente para diferenciar as duas condições. O envolvimento mandibular caraterístico da hiperostose cortical infantil não ocorre após o trauma, embora possa ocorrer uma fratura mandibular óbvia.

A evidência de que o traumatismo repetitivo não reconhecido é a causa das alterações ósseas encontradas na síndrome da criança agredida deriva, em parte, da constatação de que estão presentes achados radiológicos semelhantes em doentes paraplégicos com défice sensorial e em doentes com indiferença congénita à dor, em ambos os quais operam mecanismos patogénicos semelhantes. Em crianças paraplégicas, lesões não valorizadas resultaram em quadros radiológicos com rarefacções metafisárias irregulares, formação exagerada de novo osso subperiosteal e cicatrização final com espessamento residual da cortical externa, comparáveis aos da síndrome da criança espancada. Em adultos paraplégicos, pode formar-se calo excessivo como consequência da falta de imobilização, e a lesão pode ser erradamente diagnosticada como sarcoma osteogénico. Em crianças com indiferença (ou insensibilidade) congénita à dor, podem ser encontradas manifestações radiológicas idênticas.

Em resumo, as manifestações radiológicas do traumatismo são específicas e as lesões metafisárias, em particular, não ocorrem em nenhuma outra doença de que tenhamos conhecimento. Os achados permitem um diagnóstico radiológico mesmo quando a história clínica parece refutar a possibilidade de traumatismo. Nestas circunstâncias, a história clínica deve ser revista e o ambiente da criança deve ser cuidadosamente investigado.

Gestão

A principal preocupação do médico deve ser fazer o diagnóstico correto para poder instituir uma terapia adequada e garantir que um acontecimento semelhante não volte a ocorrer. O médico deve comunicar um possível traumatismo intencional à polícia ou a qualquer serviço especial de proteção de crianças que funcione na sua comunidade. O relatório que fizer deve limitar-se às conclusões objectivas que possam ser verificadas e, sempre que possível, deve ser apoiado por fotografias e radiografias. No caso de doentes hospitalizados, o diretor do hospital e o serviço social devem ser notificados. Em muitos estados, o hospital também é obrigado a comunicar qualquer caso de possível lesão inexplicável às autoridades competentes. O médico deve familiarizar-se com as instalações disponíveis em organismos públicos e privados que prestam serviços de proteção às crianças. Estes incluem sociedades humanas para crianças, divisões de departamentos de bem-estar e sociedades para a prevenção da crueldade contra crianças. Estas, bem como o departamento de polícia, mantêm uma estreita ligação com o tribunal de menores. Qualquer um destes organismos pode ajudar a apresentar o caso ao tribunal, que é o único com poder legal para sustentar uma petição de dependência para separação temporária ou permanente da criança da guarda dos pais. Para além da investigação jurídica, é geralmente útil proceder a uma avaliação dos factores psicológicos e sociais do caso; esta avaliação deve ser iniciada enquanto a criança ainda se encontra no hospital. Se necessário, deve ser obtida uma ordem judicial para que essa investigação possa ser efectuada.

Em muitos casos, o regresso imediato da criança a casa é contraindicado devido à ameaça que um trauma adicional representa para a saúde e a vida da criança. A colocação temporária em casa de familiares ou num lar de acolhimento bem supervisionado é muitas vezes indicada para evitar mais lesões trágicas ou a morte de uma criança que é devolvida demasiado cedo ao ambiente perigoso original. Com demasiada frequência, apesar da aparente cooperação dos pais e do seu aparente desejo de ter a criança consigo, a criança regressa à sua casa apenas para ser novamente agredida e sofrer danos cerebrais permanentes ou morrer. Por conseguinte, o preconceito deve ser a favor da segurança da criança; tudo deve ser feito para evitar a repetição do traumatismo e o médico não deve dar-se por satisfeito em reenviar a criança para um ambiente onde exista um risco, mesmo moderado, de repetição.[21]

SÍNDROME DO BEBÉ SACUDIDO

O Síndrome do Bebé Sacudido é um tipo particular de abuso físico que afecta bebés e crianças pequenas, especialmente crianças com menos de 1 ano de idade. É a principal causa de morte relacionada com maus tratos a crianças nos Estados Unidos.[29]

A síndrome do bebé sacudido é a causa mais comum de morte ou de lesão neurológica grave resultante de maus tratos a crianças. É específica da infância, quando as crianças têm caraterísticas anatómicas únicas. O radiologista americano John Caffey cunhou o nome síndroma do bebé sacudido por efeito de chicotada em 1974. Foi, no entanto, um neurocirurgião britânico, Guthkelch, que descreveu pela primeira vez o abanão como causa de hemorragia subdural em bebés. Mais tarde, pensou-se que o impacto desempenhava um papel importante na causa das lesões cerebrais.[24]

Causas

É geralmente causada por alguém

- Agitação,
- Deixar cair, atirar ou
- Golpear uma criança muito pequena[29]

Fisiopatologia

As forças necessárias para uma lesão na cabeça são translacionais ou rotacionais. As forças de translação produzem um movimento linear do cérebro. Estas forças ocorrem durante as quedas e, na pior das hipóteses, causam uma fratura do crânio, mas são geralmente relativamente benignas. As forças de rotação, que ocorrem durante as sacudidelas, fazem com que o cérebro gire sobre o seu eixo central ou na fixação ao tronco cerebral. O movimento do cérebro no espaço subdural provoca o estiramento e a rutura das veias de ligação, que se estendem do córtex até ao seio venoso dural. A perda de sangue, tipicamente 2-15 ml, para o espaço subdural não é, por si só, prejudicial. Na ausência de história de traumatismo craniano acidental grave, fornece provas sólidas de abalo.

Quando um bebé é violentamente abanado, o consequente dano axonal traumático tem sido descrito no passado em termos clinicopatológicos como lesão axonal difusa ou cisalhamento axonal. A maioria dos bebés com lesão por abanão tem alguma evidência clínica, radiológica ou patológica de impacto. Evidências experimentais, tanto em primatas como em bonecos, também demonstraram que a força gerada pelo sacudir, por si só, seria insuficiente para causar lesão axonal difusa em bebés. Por estas razões, o nome originalmente cunhado por Caffey, síndrome do bebé sacudido pelo chicote, foi considerado por alguns como uma descrição inadequada do mecanismo de lesão. Consideram que a síndroma do impacto do abanão é um nome mais consentâneo com a forma como a lesão é causada.

Na última década, foram recolhidas novas informações a partir da utilização da proteína precursora 0-amiloide, o marcador mais fiável de lesão axonal. Atualmente, é possível distinguir entre lesão axonal hipóxica e traumática. A presença da proteína precursora 0-amiloide indica uma sobrevivência de pelo menos 2 a 3 horas, o que tem um significado médico-legal. Paralelamente aos métodos aperfeiçoados em neuropatologia, as técnicas de imagiologia avançaram na última década e permitem atualmente distinguir entre lesões cerebrais hipóxicas e traumáticas. Estes avanços estabeleceram que, no caso de abanões violentos, a lesão cerebral inicial é causada por hipoxia. Esta, por sua vez, provoca edema cerebral e aumento da pressão intracraniana.

Seguem-se outras lesões neurológicas ou a morte em consequência da isquémia resultante de uma queda da pressão de perfusão cerebral. A diferença entre uma lesão acidental (traumática) e uma lesão provocada por um abanão (hipóxica) está bem patente na diferença de resultados. No contexto da nova informação de que o abanão é sobretudo uma lesão isquémica hipóxica, a importância do impacto torna-se irrelevante.

A causa inicial da hipoxia é a dificuldade respiratória. A apneia e os problemas respiratórios são frequentemente observados em bebés que foram sacudidos. As necrópsias destes bebés revelam lesões no tronco cerebral. Esta lesão é exclusiva da infância, quando a cabeça é grande e o tónus muscular do pescoço é fraco. O movimento central da cabeça durante a sacudidela provoca uma lesão por estiramento na junção craniocervical. Quanto mais jovem for o bebé, maior é o risco de lesão. Em bebés muito prematuros, a fisioterapia vigorosa sem apoio da cabeça pode induzir alterações histológicas cerebrais de lesão por abanão idênticas às dos bebés mais velhos. Nos bebés, ao contrário das crianças mais velhas, a base do crânio é lisa e o cérebro não mielinizado é mole, o que resulta num padrão de lesão diferente. Raramente se observam contusões, focos superficiais de necrose hemorrágica, que caraterísticamente afectam a base do cérebro e as áreas subjacentes às fracturas do crânio. Os bebés também apresentam frequentemente uma hemorragia subaracnóidea, que, tal como a hemorragia subdural, é pequena e de pouco significado clínico.[24]

Achados clínicos

Varia consoante a idade, a frequência com que são maltratados, a duração dos maus-tratos, a duração de cada abuso e o grau de força utilizado.[25]

Existe um vasto espetro de sinais clínicos. Os mais ligeiros são inespecíficos, pelo que a lesão pode nunca ser detectada; o mais grave é a criança em estado de choque, inconsciente e com convulsões. Imediatamente após o incidente, a criança estará sempre obviamente indisposta, mesmo para o prestador de cuidados mais inexperiente. Os sinais não específicos que podem persistir durante dias ou semanas são a má alimentação, os vómitos, a letargia e a irritabilidade. Estes sinais são frequentemente minimizados pelos médicos e podem ser atribuídos a doenças virais, problemas de alimentação ou cólicas. Nalguns casos, os sinais de lesões anteriores só podem ser reconhecidos quando a criança volta a sofrer uma lesão ou apresenta um hematoma subdural crónico (aumento da cabeça). É provável que algumas crianças com sinais inespecíficos e lesão cerebral não detectada apresentem mais tarde dificuldades de aprendizagem e insucesso escolar. No caso de uma lesão grave, é importante notar que, ao contrário de uma hemorragia extradural, não existe um intervalo lúcido entre o incidente e a perda de consciência. Na apresentação, a criança pode estar opistotónica com uma fontanela cheia ou distendida. A palidez, a hipotermia e o choque são sinais comuns. A apneia, a respiração irregular e a cianose requerem intubação e ventilação.[24]

Os bebés que sofrem danos menores devido à EBE podem apresentar alguns dos seguintes sintomas

- Alteração do padrão de sono ou incapacidade de despertar
- Vómitos
- Convulsões ou ataques
- Irritabilidade
- Choro incontrolável
- Incapacidade de ser consolado
- Incapacidade de amamentar ou comer

Nos casos mais graves de EBE, os bebés podem apresentar os seguintes sintomas

- Falta de resposta
- Perda de consciência
- Problemas respiratórios (respiração irregular ou ausência de respiração)
- Sem pulso

As crianças que foram sacudidas apresentam frequentemente lesões oculares e esqueléticas.

Lesões oculares

O sinal ocular clássico do traumatismo craniano é a hemorragia da retina, que raramente também pode ocorrer em acidentes graves. As hemorragias, que podem ser unilaterais ou bilaterais, confirmam o diagnóstico de traumatismo craniano. A hemorragia ocular sem hemorragia subdural não foi registada, provavelmente porque é necessária uma força menor para infligir a hemorragia subdural. A gravidade do traumatismo craniano está correlacionada com a extensão da hemorragia ocular. A primeira alteração é a hemorragia intrarretiniana e a hemorragia sub-hialoide, a que se segue o descolamento da retina e, por fim, a hemorragia coroidal e vítrea. A hemorragia na periferia (ora serrata) é a mais frequente, mas não é facilmente visualizada. A maior parte da hemorragia é observada no pólo posterior e pode envolver uma ou mais camadas da retina. A causa da hemorragia da retina não é clara. Uma das teorias é a da oscilação do cristalino e do vítreo, que causa lesões por tração no local onde o vítreo está mais firmemente ligado à retina. A outra teoria é a da hemorragia resultante da contrapressão na veia central da retina causada por uma pressão intracraniana ou intratorácica elevada. A hemorragia neonatal é comum e pode ser uma fonte de confusão. Esta hemorragia desaparece normalmente ao fim de oito dias, mas pode persistir até três meses. A hemorragia da retina não pode ser datada pelo seu aspeto. No entanto, na necropsia, a presença de hemossiderina indica que a hemorragia tem mais de três dias. Com a possível exceção da tosse convulsa, a tosse ou o vómito não induzem a hemorragia da retina. A reanimação cardiopulmonar e as convulsões também não. As causas não traumáticas de hemorragia da retina incluem perturbações da coagulação e hematológicas, vasculopatias e malformações cranianas. Podem também ser causadas por meningite, hipertensão intracraniana e algumas doenças metabólicas raras. É de salientar que um traumatismo craniano pode, por si só, causar uma anomalia da coagulação.

Lesões esqueléticas

As crianças com lesões esqueléticas e hemorragias subdurais foram bem descritas por Caffey. As fracturas metafisárias, patognomónicas de lesões infligidas na infância, podem ser causadas por danos na esponjosa primária da metáfise quando os membros se agitam durante os episódios de sacudidelas. O aperto do peito quando a criança é agarrada com força causa fracturas das costelas posteriores.

As fracturas recentes das costelas podem não ser imediatamente visíveis na radiografia, mas podem ser detectadas através de um exame com radionuclídeos. Na ausência de um exame com radionuclídeos, quando há fortes suspeitas de fracturas das costelas, a radiografia torácica deve ser repetida após 10-14 dias, altura em que a formação de calo será evidente. Muitos bebés são submetidos a reanimação cardiopulmonar por paramédicos ou pessoal de socorro. É de notar que, na infância, a reanimação cardiopulmonar não causa fracturas das costelas.[24]

Consequências potenciais do Síndrome do Bebé Sacudido

A EBE causa frequentemente danos irreversíveis. Nos piores casos, as crianças morrem devido às lesões. As crianças que sobrevivem podem ter:

- Cegueira parcial ou total
- Perda de audição
- Convulsões
- Atrasos de desenvolvimento
- Intelecto prejudicado
- Disfunção motora grave (fraqueza muscular ou paralisia)
- Dificuldades de fala e de aprendizagem
- Problemas de memória e de atenção
- Retardo mental grave
- Paralisia cerebral
- Espasticidade (uma condição em que certos músculos estão continuamente contraídos - esta contração causa rigidez ou aperto dos músculos e pode interferir com o movimento, a fala e a forma de andar)

Mesmo nos casos mais ligeiros, em que os bebés parecem normais imediatamente após o abalo, podem acabar por desenvolver um ou mais destes problemas. Por vezes, o primeiro sinal de um problema só é notado quando a criança entra no sistema escolar e apresenta problemas de comportamento ou dificuldades de aprendizagem. Mas, nessa altura, é mais difícil relacionar estes problemas com um incidente de sacudidela ocorrido vários anos antes[25]

Diagnóstico

Muitos casos de EBE são trazidos para cuidados médicos como "lesões silenciosas". Os prestadores de cuidados de saúde podem ser alertados para uma possível lesão por EBE por qualquer um dos seguintes factores Qualquer bebé ou criança pequena que apresente uma história que não seja plausível ou consistente com os sinais e sintomas apresentados, A presença de um novo parceiro adulto em casa, uma história de atraso na procura de cuidados médicos, uma história anterior ou suspeita de abuso, A ausência de um cuidador principal no início da lesão ou doença, Evidência física de múltiplas lesões em diferentes fases de cicatrização, ou Alterações inexplicáveis no estado neurológico, choque inexplicável e/ou colapso cardiovascular. Existem várias ferramentas de diagnóstico que os profissionais de saúde podem utilizar para avaliar a possibilidade de EBE em bebés feridos. Para além de um historial completo e de um exame físico, incluindo um exame oftalmológico, os médicos podem utilizar a tomografia computorizada, a ressonância magnética, exames ao esqueleto e outros testes médicos para diagnosticar a SBS. Se houver suspeita de síndrome do bebé sacudido, os médicos podem procurar

- Hemorragias na retina dos olhos
- Fracturas do crânio , Inchaço do cérebro & Hematomas subdurais (colecções de sangue que pressionam a superfície do cérebro)
- Fracturas das costelas e dos ossos longos (ossos dos braços e das pernas)
- Hematomas à volta da cabeça, pescoço ou peito
- Rever o historial da criança
- Exame físico e análises ao sangue
- Radiografia, tomografia computorizada, ressonância magnética
- Punção lombar para verificar se há sinais de meningite no líquido cefalorraquidiano

Diagnóstico diferencial

No total, 95% dos bebés com uma lesão intracraniana grave foram sacudidos. Os restantes são causados, na sua maioria, por traumatismos cranianos graves, como em acidentes de viação.

As outras condições que causam hematomas subdurais são as mesmas que foram enumeradas como causadoras de hemorragia da retina. Cerca de 20%-30% dos recém-nascidos assintomáticos têm pequenas hemorragias subdurais e subaracnoides que se resolvem rapidamente de forma espontânea. Raramente, a hemorragia subdural crónica é causada por um traumatismo de parto. A frequência com que isto acontece é desconhecida devido à dificuldade em obter uma história fiável. Os hematomas subdurais crónicos desenvolvem-se a partir de uma pequena quantidade de hemorragia venosa para um espaço subdural alargado. Isto ocorre quando há atrofia cerebral, como na doença metabólica rara acidúria glutárica tipo 1. Pensa-se que, nesta situação, o espaço subdural alargado provoca o estiramento das veias de ligação, que se rasgam em resposta a um traumatismo mínimo. Um crescimento de tecido de granulação a partir da dura-máter forma então uma membrana vascular com capilares frágeis. As microhemorragias capilares mantêm o tamanho ou aumentam o hematoma. Exceto em crianças com acidúria glutárica tipo 1 e shunts ventriculares, os hematomas subdurais crónicos devem ser considerados como infligidos. Na acidúria glutárica tipo 1, a atrofia frontotemporal e o alargamento da fissura silviana são visíveis nas imagens cerebrais.

O diagnóstico pode ser feito através de um exame bioquímico e a confirmação pode ser obtida pela ausência de atividade da glutaril-CoA desidrogenase nos fibroblastos dos tecidos. Foi sugerido que os bebés com macrocefalia e alargamento benigno dos espaços subaracnoides correm o risco de desenvolver hemorragia subdural devido a um traumatismo menor. Isto vem na sequência de relatos na literatura de efusões subdurais em crianças com esta condição benigna. O facto de os espaços subaracnóides proeminentes serem comuns em bebés e de a hemorragia subdural ser rara indica que não existe base científica para esta suposição. O encolhimento do cérebro, devido à perda celular de água na hipernatrémia, tem sido associado à hemorragia subdural. Uma investigação alargada sugeriu que a hipernatrémia é a consequência da lesão cerebral que acompanha o hematoma subdural e não a sua causa.[24]

Gestão

- Hospitalização
- Admitido na UCI para monitorização rigorosa
- Pode ser administrada oxigenoterapia para ajudar a criança a respirar
- São administrados medicamentos para ajudar a aliviar o inchaço do cérebro
- Colchão de arrefecimento para ajudar a reduzir a temperatura corporal e reduzir também a temperatura
- Dependendo da gravidade da lesão e da hemorragia, a criança pode necessitar de uma cirurgia.
- Tratamento sintomático, como medicamentos para as convulsões.
- A fisioterapia pode ser administrada
- aconselhamento para pais e filhos.
- Problemas a longo prazo da síndrome do bebé sacudido.
- Os problemas cerebrais e visuais permanecem para sempre.
- Convulsões, que são explosões súbitas de atividade eléctrica anormal no cérebro.

- Rigidez muscular (espasticidade) que resulta em movimentos rígidos e desajeitados.
- Deficiências intelectuais como aprender a falar ou ser capaz de cuidar de si no futuro.
- Cegueira ou dificuldade em ver.
- Atrasos de crescimento físico ou emocional.
- Problemas de aprendizagem ou de comportamento que podem não aparecer antes de a criança começar a estudar

Dicas de prevenção

- Nunca abanar um bebé.
- Nunca bater ou esbofetear um bebé de qualquer idade na cara ou na cabeça.
- Informe-se sobre o desenvolvimento e os comportamentos normais das crianças para que as suas expectativas sejam realistas.
- Aprenda a aliviar o stress e outras estratégias saudáveis para lidar com a situação.
- Examine os seus potenciais prestadores de cuidados infantis para saber quais as suas competências e aptidões.
- Faça uma pausa quando se sentir sobrecarregado.

O traumatismo craniano abusivo é 100% evitável. Um aspeto fundamental da prevenção é a sensibilização para os perigos potenciais do abanão. Encontrar formas de aliviar o stress dos pais ou prestadores de cuidados nos momentos críticos em que o bebé está a chorar pode reduzir significativamente o risco para a criança. Alguns programas hospitalares têm ajudado os novos pais a identificar e prevenir as lesões causadas por abanões e a compreender como reagir quando os bebés choram. O National Center on Shaken Baby Syndrome oferece um programa de prevenção, o Period of Purple Crying, que procura ajudar os pais e outros prestadores de cuidados a compreender o choro de bebés normais. Ao definir e descrever o choro por vezes inconsolável dos bebés, que pode causar stress, raiva e frustração nos pais e nas pessoas que cuidam deles, o programa espera educar e capacitar as pessoas para prevenir a SBS. Outro método que pode ajudar são os "cinco S's" do autor Dr. Harvey Karp:

1. Silêncio (usando "ruído branco" ou sons rítmicos que imitam o ruído constante do útero, com coisas como aspiradores, secadores de cabelo, secadores de roupa, uma banheira a correr ou um CD de ruído branco)
2. Posicionamento lateral/estômago (colocar o bebé do lado esquerdo - para ajudar a digestão - ou sobre a barriga enquanto o segura, e depois colocar o bebé a dormir no berço ou no berço de costas)
3. Chuchar (deixar o bebé mamar no peito ou no biberão, ou dar-lhe uma chupeta ou um dedo para chuchar)
4. Enrolar o bebé num cobertor para o ajudar a sentir-se mais seguro

5. Balançar suavemente (balançar numa cadeira, usar um baloiço para bebés ou dar um passeio de carro para ajudar a duplicar o movimento constante que o bebé sentiu no útero).

Se um bebé ao seu cuidado não pára de chorar, tente também o seguinte:
- Certifique-se de que as necessidades básicas do bebé são satisfeitas (por exemplo, se ele não tem fome e não precisa de ser mudado).
- Verifique se há sinais de doença, como febre ou gengivas inchadas.
- Balance ou caminhe com o bebé.
- Cantar ou falar com o bebé.
- Ofereça ao bebé uma chupeta ou um brinquedo que faça barulho.
- Leve o bebé a passear num carrinho de bebé ou preso a uma cadeira de segurança para crianças no automóvel.
- Segure o bebé junto ao seu corpo e respire calma e lentamente.
- Chame um amigo ou familiar para lhe dar apoio ou para tomar conta do bebé enquanto faz uma pausa.
- Se nada mais resultar, deite o bebé de costas no berço, feche a porta e vá ver como está o bebé dentro de 10 minutos.
- Contacte o seu médico se nada parecer estar a ajudar o seu bebé, caso exista uma razão médica para a agitação.

Para prevenir uma possível EBE, os pais e as pessoas que cuidam de bebés têm de aprender a reagir ao seu próprio stress. É importante falar com qualquer pessoa que cuide do seu bebé sobre os perigos dos tremores e como podem ser evitados.[25]

Abuso sexual

O abuso sexual é geralmente uma atividade progressiva ao longo de um período de tempo, que começa com exibicionismo, masturbação na presença da vítima, frottage ou fricção de partes do corpo até ao orgasmo, e passa para o molestamento físico real, incluindo carícias ou relações sexuais (anal, vaginal oral). Também pode ser definido como qualquer atividade sexual com uma criança com menos de 18 anos por um adulto.

Sinais e sintomas:
- Comportamento ou conhecimento sexual inapropriado para a idade da criança
- Gravidez ou uma infeção sexualmente transmissível
- Declarações de que foi vítima de abuso sexual
- Dificuldade em andar ou sentar-se ou queixas devido a dores nos genitais
- Abuso sexual de outras crianças
- Dores abdominais recorrentes;
- Micção dolorosa e infecções recorrentes do trato urinário;
- Sujidade ou retenção fecal;
- Corrimento do pénis ou da vagina;

- Dilatação anormal da vagina/ânus;
- Laceração/contusão genital;
- Hemorragia vaginal; e
- Sinais de infecções sexualmente transmissíveis.[32]

Este fenómeno aumentou dramaticamente na última década. Nem todos os casos de abuso sexual são notificados devido à subnotificação resultante de uma série de factores:

- Os costumes culturais fazem do abuso sexual um estigma para a vítima, o agressor e a família e uma questão que não é facilmente abordada.

- As vítimas são frequentemente crianças de tenra idade cujo medo, falta de consciência ou falta de conhecimentos linguísticos as tornam presas fáceis e vítimas que podem não estar preparadas ou não ser testemunhas credíveis.

- Os profissionais de saúde podem não ter conhecimento dos sinais ou sintomas de abuso sexual de crianças.

- O abuso sexual de crianças está muitas vezes escondido, sem manifestações físicas visíveis.

- Os profissionais de saúde podem não estar dispostos a denunciar casos de abuso sexual em que não existam provas físicas claras, por receio de erro, represálias ou perda de pacientes.

- A verificação do abuso sexual através de exame físico pode estar para além do âmbito legal da prática de muitos profissionais.

- Falta de uma definição aceite de abuso sexual.

Vítima

- A criança vítima de abuso sexual é, na maioria das vezes, do sexo feminino, sendo o rácio de mulheres vitimadas em relação aos homens de 9:1.

- As crianças de todas as idades são vítimas de abusos sexuais, mas as que estão no início da adolescência parecem estar mais expostas a esse risco.

- A maioria dos agressores são familiares, alguns são conhecidos da família e os menos comuns são estranhos. Esta relação próxima entre a vítima e o agressor agrava o problema da denúncia, o que conduz a uma vítima que pode ser objeto de abusos repetidos.

- Os perfis psicológicos das crianças vítimas de abuso sexual variam muito e parecem ter alguma relação com a idade, a proximidade do agressor e o tipo de abuso. Muitas vezes, as crianças pequenas não sofrem efeitos a longo prazo do abuso sexual, uma vez que não identificam o ato com os conceitos de certo e errado da sociedade.

- Algumas das caraterísticas que se destacam são:

- Efeitos emocionais
- Perturbações funcionais como a retenção de fezes
- Masturbação frequente

- Preocupação com a zona genital
- Regressão no comportamento
- Culpa e ansiedade.[12]

Ato

- Abuso por contacto: toque nos seios, carícias genitais/anais, masturbação, sexo oral, contacto penetrativo ou não penetrativo com o ânus ou os genitais, encorajamento da criança a praticar tais actos no agressor ou noutra pessoa, envolvimento da criança em actividades com fins pornográficos ou de prostituição. A gravidez ou as doenças venéreas podem ser as sequelas de abusos sexuais repetidos
- Abuso sem contacto: exibicionismo, voyeurismo, exposição a imagens pornográficas ou sexuais, fotografias inadequadas ou representações de comportamentos ou comentários sexuais ou sugestivos. [7]

As lesões vesiculares, eritematosas ou ulcerativas podem ser causadas por doenças sexualmente transmissíveis, como a sífilis, a gonorreia e a clamídia, que também podem ser observadas na cavidade oral. Áreas petequiais/equimóticas no palato ou frénulo rasgado (labial ou lingual) podem ser um sinal de felação ou cunilíngua. As lesões associadas ao VIH/SIDA também devem ser excluídas. A dificuldade em andar ou sentar-se ou o medo extremo de um exame dentário, particularmente num doente que tenha sido complacente em visitas anteriores, também pode ser um sinal de que algo está errado e deve levar a um exame ou inquérito adicional.[13]

Embora a cavidade oral seja um local frequente de abuso sexual em crianças, são raras as lesões ou infecções orais visíveis. Em caso de suspeita de contacto oral-genital, recomenda-se o encaminhamento para centros clínicos especializados, equipados para a realização de exames exaustivos.

A gonorreia oral e perioral em crianças pré-púberes, diagnosticada com técnicas de cultura adequadas e testes de confirmação, é patognomónica de abuso sexual, mas é rara entre as raparigas pré-púberes avaliadas por abuso sexual. A gonorreia faríngea é frequentemente assintomática. Quando o contacto oral-genital é confirmado pela história ou pelos achados do exame, o teste universal para doenças sexualmente transmissíveis na cavidade oral é controverso; o clínico deve considerar os factores de risco (por exemplo, abuso crónico, agressor com uma doença sexualmente transmissível conhecida) e a apresentação clínica da criança para decidir se deve realizar esse teste. Embora a infeção pelo papilomavírus humano possa resultar em verrugas orais ou periorais, o modo de transmissão permanece incerto e discutível. As infecções pelo papilomavírus humano podem ser transmitidas sexualmente através do contacto oral-genital, transmitidas verticalmente da mãe para o bebé durante o parto ou transmitidas horizontalmente através do contacto não sexual da mão de uma criança ou de um prestador de cuidados com os órgãos genitais ou a boca.

Lesões inexplicáveis ou petéquias do palato, particularmente na junção do palato duro e mole, podem ser provas de sexo oral forçado. Tal como acontece com todas as suspeitas de abuso ou negligência de crianças, quando se suspeita ou se diagnostica abuso sexual numa criança, o caso deve ser comunicado aos serviços de proteção à criança e/ou às autoridades policiais para investigação. Deve ser iniciada uma avaliação multidisciplinar da criança e da família.

As crianças que se apresentam de forma aguda com uma história recente de abuso sexual podem necessitar de testes forenses especializados para deteção de sémen e outros materiais estranhos resultantes da agressão. Se a vítima fornecer uma história de contacto oral-peniano, a mucosa bucal e a língua podem ser esfregadas com um aplicador estéril com ponta de algodão e, em seguida, a zaragatoa pode ser seca ao ar e embuludu adequadamente para análise laboratorial. No entanto, os hospitais e clínicas especializados, equipados com protocolos e pessoal experiente, são os mais adequados para recolher esse material e manter uma cadeia de provas necessária para as investigações.[7]

Todos os casos suspeitos ou diagnosticados de abuso sexual devem ser comunicados às autoridades policiais ou à célula de proteção da criança para uma investigação adequada.[6]

Diretrizes para o exame após abuso

O exame de uma criança vítima de abuso sexual nunca deve ser feito de ânimo leve; se não for efectuado em circunstâncias ideais, pode contribuir seriamente para o trauma secundário da criança.

O exame deve ser sempre efectuado por um médico qualificado, seguindo um protocolo específico:

- É necessária uma área privada designada.
- Deve estar presente uma terceira pessoa (mãe ou enfermeira).
- O procedimento deve ser explicado tanto ao cuidador como à criança.
- É necessário efetuar um exame geral completo, registando o peso, a altura e o estado nutricional.
- O exame genital deve ser efectuado apenas uma vez.
- As crianças pequenas podem ser examinadas ao colo da mãe, com a criança de costas para a mãe e a mãe a segurar as pernas.
- As crianças mais velhas podem ser examinadas na posição de litotomia supina.
- A posição de decúbito lateral deve ser utilizada para examinar o ânus.
- O estádio de desenvolvimento sexual deve ser registado (utilizando a escala de Tanner).

Todas as crianças com evidência de traumatismo perineal devem ser examinadas sob anestesia para determinar a natureza exacta da lesão e a necessidade de reparação cirúrgica. Devido à grande discrepância entre os órgãos sexuais, a penetração raramente ocorre em crianças vítimas de abuso sexual. No entanto, a penetração forçada em crianças pequenas pode causar uma lesão mutilante. A ausência de penetração não exclui a possibilidade de abuso. Num estudo local, um terço das vítimas de abuso sexual em idade pediátrica não apresentava lesões físicas.10 Os hematomas e as lacerações de primeiro e segundo grau podem normalmente ser reparados de forma primária. No entanto, quando há violação e laceração do esfíncter anal ou do septo retovaginal, é necessário efetuar uma colostomia de desvio e uma lavagem. Quando todos os sinais de infeção tiverem desaparecido (normalmente entre 6 semanas e 3 meses), pode ser efectuada a reparação definitiva.

<u>As investigações de rotina recomendadas para todos os casos de abuso sexual são as seguintes</u>

• Hemograma completo e plaquetas, rácio de normalização internacional (INR) e tempo de tromboplastina parcial (PTT) para excluir uma doença hemorrágica.

• Zaragatoa vaginal ou peniana na presença de corrimento - enviar para microscopia, cultura e sensibilidade (MC&S).

• Sangue para o Venereal Disease Research Laboratory (VDRL).

• Serologia do vírus da imunodeficiência humana (VIH). A profilaxia pós-exposição (PEP) é continuada apenas para aqueles que apresentam resultados negativos.

• Documentação fotográfica para fins legais. As fotografias digitais têm de ser impressas, datadas e assinadas imediatamente para poderem ser utilizadas como prova em tribunal.

A criança deve ser examinada para detetar a sífilis (teste VDRL) e o VIH/síndrome da imunodeficiência adquirida (SIDA). Se disponível, deve ser instituída uma terapia antirretroviral. Não se deve começar a administrar antibióticos por rotina, mas sim aguardar os resultados dos testes laboratoriais. Os assistentes sociais devem ser envolvidos desde o início e a unidade de proteção da criança (polícia) deve ser contactada.[32]

GESTÃO

1. Cuidados pré-hospitalares

Se os serviços de emergência médica estiverem envolvidos no transporte do doente, o seu principal objetivo deve ser a estabilização das lesões potencialmente fatais e o apoio emocional à vítima. A recolha de provas e a intervenção em situações de crise devem ser asseguradas pela equipa do Serviço de Urgência.

2. Cuidados no serviço de urgência

As responsabilidades do médico do Serviço de Urgência são mais complexas do que nos doentes de rotina. O examinador tem de prestar apoio psicológico e encaminhar para os recursos adequados, tratar lesões físicas, recolher provas legais, documentar os antecedentes pertinentes, efetuar um exame físico completo da cabeça aos pés, prevenir a gravidez indesejada e fazer a prevenção e o rastreio das DST.

Mesmo em áreas onde o apoio da equipa SANE está prontamente disponível, o clínico deve ter em atenção que o registo da ED também constitui uma prova legal. O tratamento e a documentação devem ser exactos e meticulosos.

Atualmente, as diretrizes do CDC para a profilaxia pós-agressão sexual são as seguintes

- Ceftriaxona 250 mg IM numa dose única, mais azitromicina 1 g PO numa dose única, mais metronidazol 2 g PO numa dose única ou tinidazol 2 g PO numa dose única.

A vacinação contra o HPV é recomendada para mulheres sobreviventes com idades entre os 9 e os 26 anos e para homens sobreviventes com idades entre os 9 e os 21 anos. Para os homens que praticam sexo com homens, que não receberam a vacina contra o HPV ou que foram vacinados de forma incompleta, a vacina pode ser administrada até aos 26 anos de idade. A vacina deve ser administrada a sobreviventes de agressões sexuais aquando do exame inicial, e a dose de seguimento deve ser administrada 1-2 meses e 6 meses após a primeira dose.

As recomendações para a PEP do VIH são individualizadas de acordo com o risco. De acordo com o Departamento de Saúde do Estado de Nova Iorque, o regime PEP preferido para a agressão sexual é o mesmo que para outros tipos de exposições não ocupacionais e exposições ocupacionais: Tenofovir 300 mg PO diariamente e Emtricitabina 200 mg PO diariamente mais Raltegravir 400 mg PO duas vezes ao dia ou Dolutegravir 50 mg PO diariamente.

Oferecer profilaxia da gravidez se os resultados do teste de gravidez forem negativos. O regime atual de escolha é de 2 comprimidos orais PO no ED, depois mais 2 comprimidos 12 horas mais tarde.

Atualizar o estado do tétano quando necessário.

Avaliar o estado de imunização do doente contra a hepatite B.

- A vacinação contra a hepatite B após a exposição, sem a imunoglobulina da hepatite B, deve proteger adequadamente contra o vírus da hepatite B.
- A vacina contra a hepatite B deve ser administrada às vítimas de agressão sexual aquando do exame inicial, caso não tenham sido vacinadas anteriormente. As doses de seguimento da vacina devem ser administradas 1-2 meses e 4-6 meses após a primeira dose.

Se disponível, ofereça uma consulta com um conselheiro de agressão sexual no ED. Além disso, encaminhar o paciente para um centro de agressão sexual para cuidados posteriores e recursos comunitários. Dado o impacto emocional e psicossocial a longo prazo da agressão sexual na vítima, os cuidados posteriores são vitais. Os centros de agressão sexual baseados na comunidade são essenciais para esses esforços; servem não só como sede para as equipas SANE, mas também como clínicas de cuidados posteriores e centros de recursos para os pacientes que lidam com as consequências da agressão. Se não existir um centro deste género, a consulta dos serviços sociais pode dar acesso a esses serviços que possam existir na região.

Dar garantias e apoio emocional.

3. Consultas

Encaminhar para o centro de violência sexual ou para o ginecologista obstetra para acompanhamento dos testes laboratoriais e para discutir a vigilância subsequente do VIH e a conclusão da profilaxia da hepatite B (quando necessário).

Se se souber que o agressor é seropositivo para o VIH ou que é um contacto de alto risco, deve ser considerada a profilaxia do VIH no momento do contacto com a Urgência, se a doente for observada dentro do período de tempo adequado para iniciar a terapêutica. Nestes casos, está indicada uma discussão imediata com o ginecologista obstetra e/ou com os serviços de doenças infecciosas. O risco de contrair o VIH numa única relação sexual situa-se entre 1:500 para os seropositivos conhecidos e 1:5.000.000 para um agressor de baixo risco.[20]

Droga ou envenenamento intencional

A toxicodependência ou abuso de substâncias é a utilização de drogas psicoactivas capazes de alterar o funcionamento mental. A toxicodependência intencional de crianças por parte dos pais ou cuidadores envolve a administração de um medicamento não sujeito a receita médica ou prescrito que é prejudicial e não se destina a crianças. Os sedativos são normalmente utilizados. A administração de agentes alucinogénios ou outras drogas recreativas a crianças aumenta a toxicodependência em crianças pequenas. Ocasionalmente, o dentista pode ser chamado a tratar lesões dentárias sofridas enquanto a criança estava descoordenada devido ao consumo de drogas. O envenenamento intencional é uma forma pouco comum de abuso de crianças que é frequentemente letal.[19] Dar medicamentos a crianças por razões não terapêuticas pode ser uma forma de abuso pouco reconhecida. No entanto, isto leva ao desastre do desenvolvimento físico e mental da criança. As drogas mais utilizadas desde o passado até aos dias de hoje são a marijuana, o álcool, as anfetaminas, os solventes, os inalantes como o líquido corretor da máquina de escrever, o tabaco sem fumo, a gasolina, a cola, os analgésicos, os estimulantes/ drogas de rua, os sedativos/hipnóticos/antipsicóticos e os preparados para a tosse e a constipação [15,26]

Os maus-tratos infantis são uma causa significativa de morbilidade e mortalidade evitáveis nas crianças. O Departamento de Saúde e Serviços Humanos e a Academia Americana de Pediatria enumeram 4 formas principais de maus tratos a crianças: negligência, abuso físico, abuso sexual e abuso emocional. Em 2006, mais de 3,5 milhões de crianças foram investigadas por maus-tratos infantis, tendo sido identificadas 905 000 vítimas; destas, 144 800 eram vítimas de abuso físico.1 Além disso, o homicídio é uma das principais causas de morte relacionada com lesões em bebés nos Estados Unidos.2 A utilização não terapêutica de produtos farmacêuticos não se enquadra claramente na classificação tradicional de maus-tratos infantis. Têm sido notificados esporadicamente casos de homicídio com produtos farmacêuticos e não farmacêuticos. Uma análise de autópsias pediátricas mostrou que 6% das mortes relacionadas com medicamentos eram homicídios. A síndrome de Munchausen por procuração através de envenenamento foi bem descrita.

Uma análise recente de mortes em pediatria associadas a medicamentos não sujeitos a receita médica para a tosse e a constipação sugeriu que a intenção maliciosa foi um fator em algumas dessas mortes. Num relatório separado de 10 mortes relacionadas com medicamentos para a tosse e para a constipação, acreditava-se que duas eram o resultado de abuso infantil. A mais recente diretriz da Academia Americana de Pediatria sobre a avaliação de suspeitas de abuso físico ou sexual nem sequer menciona a investigação do uso malicioso de medicamentos como complemento da avaliação inicial. Acreditamos que o uso malicioso de fármacos pode ser uma forma e/ou componente sub-reconhecida de maus-tratos infantis.[9]

<u>Abuso emocional</u>

A Organização Mundial de Saúde (OMS) definiu os maus tratos emocionais da seguinte forma "Os maus-tratos emocionais incluem a incapacidade de proporcionar um ambiente de apoio adequado ao desenvolvimento, incluindo a disponibilidade de uma figura de vinculação primária, para que a criança possa desenvolver uma gama estável e completa de competências emocionais e sociais proporcionais às suas potencialidades pessoais e no contexto da sociedade em que a criança vive."

Os maus tratos emocionais também podem ser definidos como o bode expiatório e a rejeição contínuos de uma criança por parte dos pais ou de quem cuida dela.

Ocasionalmente, um professor abusa emocionalmente dos alunos. Os maus tratos verbais graves e as repreensões fazem frequentemente parte do abuso emocional. O abuso emocional é muitas vezes difícil de detetar. O terrorismo psicológico pode ocorrer em alguns casos e apresenta pouca dificuldade em ser reconhecido.[9]

Pode também incluir actos como a restrição de movimentos, padrões de depreciação e denegrimento, ameaça, amedrontamento, discriminação, ridicularização ou outras formas não físicas de tratamento hostil ou de rejeição para com a criança que causem ou tenham uma elevada probabilidade de causar danos à saúde ou ao desenvolvimento físico, mental, espiritual, moral ou social da criança. Embora seja difícil de diagnosticar, uma criança vítima de maus tratos emocionais pode apresentar indicadores comportamentais e físicos, como falta de autoestima, fracas aptidões sociais, frequentemente sentimentos anti-sociais, atrasos no desenvolvimento, tendências passivas/agressivas, extremos de comportamento, nervosismo acentuado que se manifesta frequentemente em perturbações de hábitos como chuchar e balançar, e lesões auto-infligidas como morder os lábios ou as bochechas. Uma em cada duas crianças referiu ter sofrido maus tratos emocionais, e uma percentagem igual de raparigas e rapazes referiu ter sofrido maus tratos emocionais. Em 83% dos casos, os pais foram os agressores. Por último, 48,4 % das raparigas desejavam ser rapazes.[18]

Sinais e sintomas:

* Desenvolvimento emocional atrasado ou inadequado
* Perda de auto-confiança ou autoestima
* Retraimento social ou perda de interesse ou entusiasmo
* Depressão
* Dores de cabeça ou de estômago sem causa médica
* Evitar certas situações, como recusar-se a ir à escola ou a andar de autocarro
* Procura desesperadamente afeto
* Diminuição do rendimento escolar ou perda de interesse pela escola
* Perda de competências de desenvolvimento adquiridas anteriormente

Os casos menos evidentes de abuso emocional requerem os seguintes critérios:

(a) Psicopatologia grave e comportamento perturbado da criança, de um grau que torne improvável a sua capacidade de funcionar e lidar com a situação enquanto adulto, documentados por um psiquiatra ou psicólogo;

(b) Práticas anormais de educação da criança por parte dos pais ou do prestador de cuidados que tenham causado uma grande parte das perturbações comportamentais da criança; e

(c) A recusa continuada do progenitor de tratamento para a criança e para si próprio. Estes casos podem ser facilmente apresentados como privação de cuidados de saúde mental necessários a uma criança. No entanto, podem ser apresentadas com menos provas situações em que o progenitor ou o cuidador é floridamente psicótico e, portanto, inadequado para cuidar da criança, ou gravemente deprimido e, portanto, um perigo para a criança.[31]

SÍNDROME DE MUNCHAUSEN POR PROCURAÇÃO

A síndrome de Munchausen por procuração (MSBP) é uma forma de abuso infantil em que o agressor, normalmente a mãe, provoca intencionalmente uma doença no seu próprio filho. O objetivo do agressor é normalmente satisfazer a sua própria necessidade psicológica de atenção ou simpatia, bem como o seu desejo de manter o seu papel de cuidador.[23]

Em 1977, o termo **Síndrome de Munchausen por Procuração (MSBP)** foi cunhado pela primeira vez pelo pediatra Roy Meadow, um inglês, quando publicou um relatório sobre uma nova forma de abuso infantil, depois de a síndrome ter sido relatada pela primeira vez por Asher em 1951. Descreve a produção deliberada, ou fingimento, de sintomas físicos ou psicológicos noutra pessoa que está sob os cuidados do indivíduo. O pediatra deve ter um elevado índice de suspeição em relação a esta entidade, uma vez que, na prática clínica, esta produz frequentemente um dilema diagnóstico. A perturbação pode ser ligeira, quando é fornecida uma história clínica falsa, ou grave, quando os pais podem efetivamente induzir o sintoma na criança. A fabricação de uma doença pediátrica é uma forma de abuso e não apenas uma perturbação da saúde mental, e existe a possibilidade de um prognóstico extremamente mau se a criança for deixada em casa. É uma forma de abuso infantil que se apresenta ao longo de um continuum que vai do ligeiro ao grave. Nos casos graves, em que a criança está claramente a ser prejudicada por acções causadas ou instigadas por adultos, a resposta adequada é recorrer aos sistemas de proteção da criança e aos sistemas jurídicos. O Royal College of Paediatrics and Child Health sugere uma nova nomenclatura, ou seja, doença fabricada ou induzida por profissionais de saúde, deslocando o enfoque para o abuso de crianças que ocorre em ambiente médico. Esta nomenclatura minimiza os danos causados à criança, independentemente da motivação do agressor. Os serviços de proteção da criança e os serviços jurídicos podem ser envolvidos, dependendo da gravidade do MSBP. Recorremos ao sistema de apoio familiar, ou seja, à mãe, de modo a colocar a criança em segurança junto da família. Conclui-se que os profissionais de saúde devem considerar a possibilidade de MSBP juntamente com o seu diagnóstico diferencial primário, em vez de um diagnóstico por exclusão. [28]

A síndrome de Munchausen por procuração inclui os seguintes exemplos:

• Uma mãe leva o seu filho ao médico para avaliações frequentes de abuso sexual, mesmo na ausência de provas objectivas ou de história de abuso.

• As mães insistem que os seus filhos sejam tratados para a perturbação de défice de atenção/hiperatividade, apesar de não existirem provas para fazer o diagnóstico.

• Uma mãe deixa o seu filho passar fome porque acredita erradamente que ele tem múltiplas alergias alimentares.

• Os médicos suspeitam de um distúrbio hematológico invulgar depois de uma mãe magoar repetidamente e em segredo a criança

• Um pai sufoca propositadamente o seu filho e mata-o durante um internamento por "apneia".

É difícil imaginar como é que condições tão variadas podem ser incluídas na definição de uma síndrome. Em alguns casos, o prestador de cuidados apenas exagerou os sintomas da criança; noutros, imaginou-os. Nos piores casos, os sinais e sintomas da doença foram induzidos por acções intencionais do prestador de cuidados. Nalguns doentes, as consequências são menores; noutros, as consequências são fatais.

De facto, as únicas coisas comuns às apresentações catalogadas acima são a insistência dos cuidadores de que algo estava errado, a ausência de achados patológicos suficientes para explicar os sinais ou sintomas descritos e o consequente dano à criança.[30]

Diagnóstico

Como o tratamento é mais fácil se o diagnóstico for certo e rápido, convém enumerar os sinais de alerta que podem alertar o pediatra para a presença de uma doença factícia:

(1) Doença inexplicável, prolongada e tão extraordinária que leva os colegas mais experientes a dizerem que "nunca viram nada assim antes".

(2) Sintomas e sinais inadequados ou incongruentes, ou que só estão presentes quando a mãe/tomador de cuidados está presente.

(3) Tratamentos ineficazes ou mal tolerados.

(4) Crianças que alegadamente são alérgicas a uma grande variedade de alimentos e medicamentos.

(5) As mães que não estão tão preocupadas com a doença da criança como os enfermeiros e os médicos, as mães que estão constantemente com o filho doente no hospital (nem sequer saem da enfermaria para pequenos passeios) e as mães que se sentem à vontade na enfermaria das crianças e estabelecem relações invulgarmente estreitas com o pessoal.

(6) Famílias em que ocorreram mortes súbitas e inexplicáveis de bebés e famílias com muitos membros alegadamente portadores de diferentes doenças graves.[19]

Gestão

Ao reconhecer que este problema é uma forma de abuso de crianças que ocorre num ambiente médico, é delineado um papel claro para o sistema que está atualmente em vigor nos nossos estados para proteger as crianças. As agências de serviços de proteção à criança são obrigadas a manter as crianças vítimas de abuso - sexual, físico ou psicológico - em segurança, independentemente de o abuso ocorrer em casa ou no hospital. Ao considerar o tratamento do abuso de crianças que ocorre num ambiente médico, devem ser aplicados os princípios básicos utilizados em qualquer outro tipo de caso de abuso de crianças:

1. Certificar-se de que a criança está segura.

2. Certifique-se de que a segurança futura da criança também está assegurada.

3. Permitir que o tratamento seja efectuado num contexto o menos restritivo possível. Por exemplo, se uma mãe demasiado ansiosa, que insistiu em demasiados cuidados médicos para o seu filho, estiver disposta a cooperar com o médico e a aprender quando é apropriado procurar cuidados, a criança pode ser tratada em segurança no seu ambiente familiar. Em contrapartida, se uma mãe sufocou repetidamente o seu filho, o "contexto menos restritivo" que garantiria a segurança da criança seria muito

provavelmente a colocação permanente fora de casa.

Se a procura de cuidados por parte do progenitor estiver a prejudicar a criança, mas este se recusar a cooperar com o médico para limitar a quantidade de cuidados médicos a um nível adequado, deve ser informada a agência estatal de proteção da criança. Se o progenitor persistir em prejudicar a criança, os maus tratos médicos devem ser comunicados da mesma forma que os maus tratos físicos e sexuais. Sempre que uma criança dependente esteja a ser prejudicada pela ação de um adulto, os serviços de proteção à criança devem ser envolvidos.

Segue-se uma lista de intervenções possíveis, da menos restritiva à mais restritiva. Algumas destas opções requerem a intervenção de organismos externos (serviços de proteção da criança, conselheiros privados, forças policiais, etc.).

1. Recorrer à terapia individual e/ou familiar, dependendo de um médico de cuidados primários para ser o "guardião" da utilização futura de cuidados médicos.

2. Monitorizar a utilização dos cuidados médicos em curso, envolvendo pessoas ou instituições exteriores à prática médica para alertar o médico porteiro sobre questões relacionadas com os cuidados de saúde.

3. Internar a criança num hospital ou num programa de hospitalização parcial, onde os seus sinais e sintomas reais podem ser monitorizados (em oposição aos sinais e sintomas relatados pelos pais). Este internamento é um recurso muito importante se os pais tendem a exagerar ou a mentir sobre a dor ou a incapacidade da criança. Um programa que trate toda a família pode então trabalhar para definir a criança como normal aos olhos dos pais.

4. Envolver os serviços de proteção da criança para obter dependência, dentro ou fora de casa, para controlar a utilização excessiva de recursos médicos e reintroduzir gradualmente a criança em casa do prestador de cuidados, monitorizando a segurança da criança.

5. Colocar a criança num outro contexto familiar de forma permanente.

6. Processar o progenitor infrator e encarcerá-lo, eliminando assim o acesso à criança.[30]

<u>NEGLIGÊNCIA INFANTIL</u>

A negligência é definida como "a incapacidade de uma pessoa que cuida de uma criança, deliberadamente ou por negligência ou incapacidade, de lhe proporcionar alimentação, vestuário, abrigo, cuidados médicos, supervisão, estabilidade emocional e crescimento minimamente adequados ou outros cuidados essenciais, desde que essa incapacidade não se deva exclusivamente a recursos económicos inadequados ou a uma condição de deficiência.

A negligência infantil foi classificada em

- Negligência nutricional
- Cuidados de saúde/negligência médica

- Negligência dentária
- Negligência em matéria de segurança
- Negligência física

Negligência nutricional

Nos tempos modernos, a negligência nutricional das crianças pode conduzir quer a crianças subnutridas, especialmente nos países em vias de desenvolvimento, quer a crianças obesas nos países desenvolvidos. Nos países em vias de desenvolvimento, um novo método epidemiológico estima a percentagem de mortes de crianças que seriam atribuídas aos efeitos potenciadores da subnutrição nas doenças infecciosas. Os resultados de 53 países em vias de desenvolvimento com dados representativos a nível nacional sobre o peso por idade indicam que 56% das mortes de crianças são atribuíveis aos efeitos potenciadores da subnutrição e 83% destas são atribuíveis à subnutrição ligeira a moderada, por oposição à subnutrição grave.[19]

Os indicadores de malnutrição são os seguintes:

- Pedir ou roubar comida;
- Frequentemente com fome;
- Revirar baldes do lixo à procura de comida;
- A comer em grandes goles;
- Acumular comida;
- Obesidade;
- Comer demasiado comida de plástico.

O papel dos cuidados na nutrição - um ingrediente essencial negligenciado

O papel dos cuidados na nutrição infantil é frequentemente negligenciado. Os cuidados consistem nas acções necessárias para promover a sobrevivência, o crescimento e o desenvolvimento, envolvendo a segurança alimentar do agregado familiar e comportamentos de promoção da saúde. Os recursos para melhorar os cuidados existem ao nível do agregado familiar: rendimento, alimentos, tempo, atitudes, relações e conhecimentos. Os cuidados em termos de afeto, apoio emocional e atribuição eficaz de recursos com estabilidade têm uma influência direta na sobrevivência, no crescimento e no desenvolvimento da criança. A necessidade de cuidados com a criança pequena é frequentemente maior nos casos de desnutrição proteico-energética grave. Tanto nos países desenvolvidos como nos países em desenvolvimento, cerca de 7% das crianças têm alguma forma de deficiência. No entanto, em média, apenas 2-3% das crianças são consideradas deficientes pela comunidade. A nutrição pode fazer muito para prevenir as deficiências e garantir que a criança deficiente não esteja em desvantagem. As crianças urbanas a partir dos 6 anos de idade são vulneráveis aos choques provocados pela falta de supervisão. Os cuidados têm de ser prestados de alguma forma através de outras instituições da comunidade.

A associação entre obesidade na idade adulta e negligência na infância

A obesidade nas crianças e nos adultos está bem estabelecida em associação com várias caraterísticas da vida familiar. Estudos recentes demonstraram que existe também uma associação entre a obesidade na idade adulta e a negligência ou mesmo os maus-tratos infantis. A negligência parental aumentou muito o risco em comparação com um apoio harmonioso. As crianças sujas e negligenciadas apresentavam um risco muito maior de obesidade na idade adulta do que as crianças com um tratamento médio. No entanto, ser filho único, receber apoio parental superprotector ou ser bem tratado não teve qualquer efeito. A negligência parental durante a infância prediz um grande risco de obesidade na idade adulta jovem, independentemente da idade e do índice de massa corporal na infância, do sexo e do meio social.

Um mecanismo potencial é que os maus-tratos causam stress nas crianças e estas reagem a esse stress aumentando a ingestão de alimentos e/ou diminuindo a atividade. De acordo com muitos estudos, os maus-tratos na infância são um fator de risco bem estabelecido para a depressão e ansiedade posteriores. Outros estudos demonstraram que os sintomas de depressão e ansiedade na infância estão associados ao desenvolvimento posterior da obesidade, particularmente nas mulheres. A depressão e/ou a ansiedade resultantes de maus tratos podem estar associadas a respostas neuroendócrinas que alteram o metabolismo, os níveis de atividade ou o apetite. O impacto do castigo e da agressão psicológica na obesidade pode ocorrer apenas quando são de natureza mais crónica ou grave. Também é possível que o impacto na obesidade não se torne evidente até uma idade mais avançada.

Estão agora a surgir mais provas de que os maus tratos na infância podem estar associados à obesidade posterior. Os maus-tratos na infância já estão estabelecidos como precursores de várias perturbações de saúde mental, particularmente perturbações de humor e ansiedade. Em conjunto, estes resultados apoiam outras provas de que uma saúde mental deficiente e a obesidade, que são comuns, dispendiosas e difíceis de tratar, estão também relacionadas entre si.

Em conclusão, os resultados indicam que as crianças de 3 anos de idade têm um risco acrescido de obesidade se tiverem sido vítimas de negligência no ano anterior. Acrescenta-se também à evidência existente que as condições de saúde mental e a obesidade têm algumas origens de desenvolvimento comuns.

Obesidade infantil e negligência médica

A incidência da obesidade infantil tem aumentado drasticamente, incluindo a obesidade infantil grave e as doenças comórbidas relacionadas com a obesidade. A questão que se coloca é se a obesidade infantil constitui negligência médica. De acordo com alguns pediatras, a retirada de uma criança de casa justifica-se quando estão presentes as três condições seguintes:

- Uma elevada probabilidade de ocorrência de danos graves iminentes;

- Uma probabilidade razoável de que a intervenção coerciva do Estado resulte num tratamento eficaz;
- A ausência de opções alternativas para resolver o problema.

Não é a mera presença ou grau de obesidade, mas sim a presença de condições de comorbilidade que é fundamental para a determinação de danos graves iminentes. Os três critérios são preenchidos em casos muito limitados e pode ser indicada uma tentativa de tratamento forçado fora de casa, para proteger a criança de danos irreversíveis.[31]

A obesidade infantil grave e os produtos associados estão a aumentar em prevalência. A obesidade infantil extrema pode ser vista como uma imagem espelhada de uma falha grave de crescimento não orgânico.

A negligência parental pode ser o fator causal em ambas as circunstâncias.

Quando surge a suspeita de negligência parental, os profissionais de saúde podem ter tanto a obrigação ética como o dever legal de notificar os serviços de proteção da criança. As orientações sobre o momento em que os médicos devem procurar a assistência do Estado em casos de obesidade infantil grave seriam úteis, não só para os médicos, mas também para os serviços de proteção da criança.

O médico ou dentista deve certificar-se de que os prestadores de cuidados compreendem a explicação da doença e as suas implicações e, quando existem barreiras aos cuidados necessários, tentar ajudar as famílias a encontrar ajuda financeira, transporte ou instalações públicas para os serviços necessários.

Conclusões

A malnutrição é um fenómeno registado originalmente nos países em desenvolvimento e é aceite como um ato de negligência nutricional. [st]Ainda assim, no século XXI, a negligência nutricional que leva à malnutrição ocorre, mesmo em famílias com pais carinhosos ou em instalações médicas com pessoal médico atencioso.

A obesidade dos adultos é outro fenómeno do nosso século e está associada à negligência nutricional durante a infância. Os casos de obesidade infantil grave sublinham a necessidade de perceber quando é que um caso de obesidade numa criança é uma verdadeira negligência médica/dentária e quando é que se torna uma questão de proteção da criança.

Os pediatras, dentistas, médicos de clínica geral e nutricionistas devem estar cientes de que a negligência nutricional pode levar à desnutrição ou obesidade infantil e, além disso, à morte, se não for tratada.

<u>Cuidados de saúde/negligência médica</u>

Quando uma criança com uma doença crónica tratável sofre uma deterioração grave do seu estado de saúde porque os pais ou os cuidadores ignoram repetidamente as recomendações de cuidados de saúde, existe negligência nos cuidados de saúde.

- A negligência em matéria de cuidados de saúde pode ocorrer em situações em que existe uma emergência e em que os pais ou os prestadores de cuidados não a reconhecem tanto.

• As recusas devido a crenças religiosas também conduzem à negligência dos cuidados de saúde.

• No entanto, o direito da criança à vida e à saúde deve sobrepor-se ao direito constitucional dos pais ou prestadores de cuidados à liberdade religiosa. Se a doença for incurável, os desejos dos pais ou cuidadores relativamente à não-intervenção, sejam eles religiosos ou filosóficos, são frequentemente respeitados.[16]

A negligência médica assume geralmente uma de duas formas:

A falta de atenção a sinais óbvios de doença grave ou o não cumprimento das instruções de um médico depois de procurado aconselhamento médico. Qualquer uma destas situações pode ser fatal em alguns casos ou pode levar a uma incapacidade crónica.

Vários factores são considerados necessários para o diagnóstico de negligência médica:

1. Uma criança é prejudicada ou corre o risco de ser prejudicada devido à falta de cuidados de saúde;

2. Os cuidados de saúde recomendados oferecem um benefício líquido significativo para a criança;

3. O benefício previsto do tratamento é significativamente maior do que a sua morbilidade, de modo que os cuidadores razoáveis escolheriam o tratamento em vez do não tratamento;

4. pode ser demonstrado que o acesso aos cuidados de saúde está disponível e não é utilizado; e

5. O prestador de cuidados compreende os conselhos médicos dados.[10]

Em muitos casos, não ocorrerá qualquer dano se o prestador de cuidados optar por não procurar cuidados médicos para uma criança doente.

No entanto, quando um procedimento acarreta um perigo inerente ou um medicamento tem efeitos adversos significativos, rotular a relutância de um prestador de cuidados em cooperar como negligência pode ser problemático. Em algumas situações, os profissionais de saúde podem avaliar os riscos e benefícios dos medicamentos ou procedimentos de forma diferente das famílias.

RAZÕES PELAS QUAIS AS FAMÍLIAS NÃO PROCURAM CUIDADOS MÉDICOS ADEQUADOS

Muitos factores podem levar a que as crianças não recebam cuidados médicos adequados. É importante ter em conta estas etiologias ao planear a atenuação do problema.

A criança pode ser vista como o centro de um quadro ecológico no qual a falta de cuidados médicos pode resultar de interações entre uma variedade de factores interdependentes.

Factores do doente e dos pais

- **Pobreza ou dificuldades económicas**

Muitas famílias não dispõem de recursos financeiros para cuidar de crianças com doenças agudas ou crónicas. Para alguns pais, faltar ao trabalho para cuidar de crianças doentes pode levar a uma diminuição do rendimento ou mesmo à perda do emprego.

- **Falta de acesso aos cuidados**

Outros obstáculos ao acesso incluem restrições geográficas (tais como longas distâncias até aos cuidados de saúde e falta de transporte), falta de amas para os irmãos, falta de profissionais de saúde disponíveis e barreiras linguísticas.

- **Caos e desorganização familiar**

Algumas famílias não têm ordem e rotina nas suas vidas. As interações são inconsistentes e fragmentadas. Os pais podem ser incapazes de responder às necessidades das crianças de uma forma eficaz. Estas famílias podem ter dificuldade em responder adequadamente a emergências médicas, e pode ser ainda mais difícil satisfazer as necessidades de crianças com doenças crónicas que necessitam de medicamentos e tratamentos contínuos.

- **Falta de sensibilização, conhecimentos ou competências**

Os prestadores de cuidados podem não estar conscientes dos sinais ou sintomas dos seus filhos que podem indicar uma doença grave. Podem não compreender porque é que um medicamento ou tratamento é prescrito ou porque é que é importante seguir as instruções dos médicos.

- **Falta de confiança nos profissionais de saúde**

Algumas famílias podem recusar conselhos por não confiarem nos médicos ou na medicina organizada, devido ao que ouviram de amigos ou dos meios de comunicação social ou devido a experiências negativas anteriores com o sistema de saúde.

- **Deficiência dos prestadores de cuidados**

Se o prestador de cuidados de uma criança tiver um atraso de desenvolvimento ou estiver mentalmente doente, pode não ter capacidade para responder às necessidades de cuidados de saúde da criança. O abuso de substâncias pode também interferir com a prestação normal de cuidados. Nos casos em que os pais não conseguem compreender a necessidade de cuidados da criança, esta pode necessitar de proteção por parte de uma agência de serviços sociais se estiver em perigo, mesmo que os pais estejam a tentar satisfazer as necessidades da criança.

- **Sistemas de crenças do prestador de cuidados**

Alguns prestadores de cuidados têm sistemas de crenças que são inconsistentes com a medicina ocidental. Um pai ou uma mãe de uma criança com uma doença grave pode decidir confiar em remédios não testados ou em medicinas alternativas. Alguns prestadores de cuidados procuram a cura através da religião e não dos cuidados médicos.

- **As atitudes e o comportamento da criança**

Nalguns casos, sobretudo nos adolescentes, a criança rejeita os cuidados médicos e recusa-se a cumprir os medicamentos, os tratamentos ou a dieta. As crianças podem afirmar a sua independência não cooperando ou utilizar a sua doença para obter a atenção dos pais ou desviar os conflitos familiares. As crianças também podem ser influenciadas pelos seus pares e podem não querer aceitar o facto de estarem doentes e necessitarem de tratamento. Podem sentir que têm mais hipóteses de se "integrar" nos outros se não estiverem doentes.

A negligência médica das crianças pode causar danos ou morte. A responsabilidade do pediatra é para com a criança. Se os pais ou os prestadores de cuidados não estiverem a satisfazer as necessidades médicas da criança, o pediatra é encorajado a trabalhar para garantir que a família dispõe de recursos adequados para cuidar da criança. O pediatra tem vários papéis importantes no trabalho em nome de crianças medicamente negligenciadas, incluindo o envolvimento da família, a compreensão das circunstâncias da família, a explicação da necessidade de terapia e a colaboração com profissionais e recursos dentro da comunidade para garantir que a saúde da criança seja optimizada.[10]

<u>Negligência dentária</u>

De acordo com a Academia Americana de Odontopediatria, a negligência dentária é definida como a "falha intencional dos pais ou tutores em procurar e seguir o tratamento necessário para assegurar um nível de saúde oral essencial para uma função adequada e livre de dor e infeção"[7] .

A definição de negligência dentária da Academia pressupõe que a patologia oral é evidente para os pais ou para o tutor, ou seja, para uma pessoa leiga. Foram sugeridos indicadores como auxiliares na identificação da negligência dentária em crianças:

Os tribunais têm-se mostrado mais propensos a ordenar a prestação de cuidados de saúde quando a falta de tratamento da doença pode conduzir a

1. Cáries não tratadas e galopantes que são facilmente detectadas por um leigo.
2. Dor não tratada, infeção, hemorragia ou trauma que afecte a região orofacial.
3. História de falta de continuidade de cuidados na presença de patologia dentária previamente identificada.[31]

Uma história dentária exacta, completa e obtida com sensibilidade é essencial para confirmar as suspeitas de negligência. Um fator comum nos casos de negligência é a incapacidade dos pais ou tutores de obterem cuidados adequados para a criança após a identificação de uma patologia dentária grave.

Existe uma diferença radical entre a violência e a crueldade dos maus tratos físicos a crianças e as caraterísticas da negligência infantil. É evidente que há formas de negligência que são tão prejudiciais como os maus tratos físicos. No entanto, a maior parte da negligência é causada ou exacerbada pela pobreza, ignorância e isolamento.

Por conseguinte, muitas das omissões dos pais podem e devem ser perdoadas. Muitas pessoas continuam a desconhecer os processos e as consequências das doenças orais. No entanto, quando a patologia foi claramente identificada, o tratamento explicado com precisão e as barreiras significativas aos cuidados removidas, o não cumprimento do tratamento prescrito equivale a negligência dentária. Este conceito é coerente com as definições aceites de negligência infantil e reflecte as normas actuais de identificação da negligência nos cuidados médicos.[31]

A não procura ou obtenção de cuidados dentários adequados pode resultar de factores como o isolamento da família, a falta de recursos financeiros, a ignorância dos pais ou a falta de perceção do valor da saúde oral. O momento em que se deve considerar um progenitor negligente e iniciar uma intervenção ocorre depois de o progenitor ter sido devidamente alertado por um profissional de saúde sobre a natureza e a extensão da doença da criança, o tratamento específico necessário e o mecanismo de acesso a esse tratamento. Uma vez que muitas famílias enfrentam desafios nas suas tentativas de aceder a cuidados dentários ou a um seguro para os seus filhos, o médico deve determinar se os serviços dentários estão prontamente disponíveis e acessíveis à criança ao considerar se ocorreu negligência.

As cáries dentárias, as doenças periodontais e outras doenças orais, se não forem tratadas, podem provocar dor, infeção e perda de função. Estes resultados indesejáveis podem afetar negativamente a aprendizagem, a comunicação, a nutrição e outras actividades necessárias para o crescimento e desenvolvimento normais. Algumas crianças que se apresentam pela primeira vez para cuidados dentários têm cáries graves na primeira infância (anteriormente denominadas cáries do biberão ou cáries de amamentação); os prestadores de cuidados com conhecimentos adequados e que não procuram deliberadamente cuidados devem ser diferenciados dos prestadores de cuidados sem conhecimentos ou consciência da necessidade de cuidados dentários dos seus filhos para determinar a necessidade de denunciar esses casos aos serviços de proteção da criança.

O médico ou dentista deve certificar-se de que os prestadores de cuidados compreendem a explicação da doença e as suas implicações e, quando existem barreiras aos cuidados necessários, tentar ajudar as famílias a encontrar ajuda financeira, transporte ou instalações públicas para os serviços necessários. Os pais devem ser assegurados de que serão utilizados procedimentos analgésicos e anestésicos adequados para garantir o conforto da criança durante os procedimentos dentários. Se, apesar destes esforços, os pais não conseguirem obter terapia, o caso deve ser comunicado à agência de serviços de proteção à criança apropriada.[7]

A escala de negligência dentária (DNS) parece ser um método adequado para objetivar a negligência dentária. Tem um índice de saúde satisfatório, pode ser facilmente medida, aparentemente não é afetada pelo processo de observação e tem de ser manipulada estatisticamente. O DNS para crianças avalia o grau em que um pai ou responsável cuida dos dentes da criança, recebe cuidados dentários profissionais e acredita que a saúde oral é importante. Assim, o DNS ajuda a identificar a razão para a má saúde oral das crianças. Os pais e os adultos responsáveis são as principais pessoas no desenvolvimento das crianças nos primeiros anos de vida. Assim, as intervenções direcionadas para as crenças e atitudes dos pais sobre a saúde oral podem ser benéficas na prevenção de problemas orais, como a cárie dentária.[10]

Devido às barreiras físicas ao tratamento, bem como a uma variedade de factores sociais, o reconhecimento e a identificação da negligência dentária é um processo complexo. No entanto, uma vez que a patologia tenha sido explicada aos pais e os obstáculos aos cuidados tenham sido removidos, a negligência dentária pode ser identificada. Nos últimos anos, a opinião pública precipitou a implementação de medidas positivas para desencorajar o padrão de abuso e negligência de crianças. Os profissionais da área da medicina dentária não podem ignorar os esforços de outros profissionais e leigos para ajudar as crianças negligenciadas. A documentação médica e legal fornece o protocolo relativo à negligência médica. O desenvolvimento de uma definição de negligência dentária foi um primeiro passo importante. A prevenção é um conceito familiar para a profissão de dentista. Atualmente, existe o desafio de os dentistas ajudarem a estabelecer políticas de negligência dentária a nível estatal que exijam o reconhecimento e a notificação da negligência.[31]

Negligência em matéria de segurança

• Embora a maior parte dos acidentes se deva a uma falha de segurança e, teoricamente, pudesse ter sido evitada, a interrupção do acontecimento fatídico teria exigido uma previsão e um timing invulgares por parte dos pais ou do prestador de cuidados. Estes acidentes são legítimos e todas as crianças os têm.

• A negligência em matéria de segurança, no entanto, ocorre quando as lesões resultam da falta de supervisão. Estas situações envolvem geralmente crianças com menos de 4 anos de idade, quando é importante que os pais as supervisionem diretamente. Isto leva a lesões como queimaduras, envenenamentos e quedas, porque as crianças não estão a ser vigiadas.[12]

Embora a maior parte dos acidentes se deva a uma falha de segurança e, teoricamente, pudesse ter sido evitada, a interrupção do acontecimento fatídico teria exigido uma previsão e um timing invulgares por parte dos pais ou do prestador de cuidados. Trata-se de acidentes legítimos, e todas as crianças têm alguns. A negligência em matéria de segurança, no entanto, ocorre quando os ferimentos resultam de uma falta grosseira de supervisão. Estas situações envolvem geralmente crianças **com menos de 4 anos de idade**, altura em que é importante que os pais ou os prestadores de cuidados as supervisionem diretamente. Demasiadas vezes ocorrem queimaduras, envenenamentos, quedas e outros acidentes evitáveis em crianças porque não estavam a ser vigiadas. A partir dos 4 anos, a maioria das crianças tem um certo grau de liberdade, mas a falta grosseira de supervisão indireta pode fazer com que se tornem vítimas de acidentes evitáveis.[28]

Negligência física

A negligência física refere-se a uma situação em que um pai ou um prestador de cuidados não fornece as necessidades básicas que uma criança precisa para sobreviver e prosperar. Isto inclui necessidades físicas básicas como comida, roupa e abrigo, mas também inclui um ambiente seguro para viver, livre de violência e de danos evitáveis. Além disso, a negligência física pode referir-se ao abandono de uma criança, à supervisão inadequada de um adulto sobre uma criança e à rejeição de uma criança de tal forma que esta é expulsa de casa.

O não fornecimento ou a recusa em fornecer estas necessidades é visto como um perigo para a saúde física, o bem-estar e o desenvolvimento da criança, o que inclui os filhos biológicos ou enteados, os filhos de acolhimento e os filhos adoptados, bem como qualquer criança que uma pessoa tenha concordado em supervisionar, o que inclui as crianças ao cuidado de uma ama ou de um prestador de cuidados diurnos.[36]

Sinais de negligência física nas crianças

Os sinais comuns de uma criança negligenciada podem variar muito, dependendo das circunstâncias específicas em que a criança se encontra. No entanto, os sinais comuns de que uma criança não está a receber cuidados adequados podem incluir:

- Roupa inadequada para o clima (por exemplo, uma criança que nunca tem um casaco no frio ou que usa sapatos de verão na neve)
- Má higiene (por exemplo, uma criança que não se lava regularmente, cheira mal ou tem o cabelo por pentear)
- Saúde precária contínua (por exemplo, uma criança que está frequentemente cansada, doente ou doente)
- Atraso no desenvolvimento (por exemplo, uma criança que tem dificuldade em atingir o seu marco de desenvolvimento da fala ou das capacidades motoras durante o período de tempo adequado)
- Peso insuficiente ou excesso de peso (os exemplos podem incluir uma criança com peso muito baixo por não receber alimentação suficiente)

Efeitos da negligência infantil:

A negligência física pode ter um impacto significativo e grave na saúde e no bem-estar geral de uma criança. A falta de crescimento, a desnutrição, a desidratação grave, as doenças contínuas e não tratadas e a exposição a danos devido à falta de supervisão são exemplos das consequências da negligência física.

Além disso, há consequências emocionais e psicológicas duradouras que podem afetar a criança durante toda a sua vida. A baixa autoestima é um efeito secundário comum da negligência, que pode resultar em abuso de substâncias, promiscuidade e comportamentos auto-destrutivos à medida que a criança cresce.

As crianças que são negligenciadas desenvolvem frequentemente depressão, ansiedade e perturbações de saúde mental à medida que envelhecem. São também consideradas mais propensas a comportamentos violentos e a actividades criminosas.[36]

Consequências da negligência de uma criança:

Uma pessoa suspeita de negligenciar fisicamente uma criança é suscetível de ser investigada pelos Serviços de Proteção de Menores ou pela polícia, ou ambos simultaneamente. O resultado de uma investigação policial pode ser, se o Ministério Público considerar que existem provas suficientes de um crime, uma acusação criminal contra o arguido.

Se a investigação for levada a cabo pelos Serviços de Proteção à Criança e a queixa for "fundamentada", o que significa que a agência acredita que existem provas suficientes para apoiar uma alegação de negligência, será apresentada uma petição no tribunal de família. Isto pode resultar na perda temporária ou permanente da custódia.

De qualquer forma, os resultados podem ser devastadores. Pena de prisão, pena de prisão,

perda da custódia dos seus filhos, quaisquer que sejam os resultados

, são traumáticos tanto para os pais como para os filhos. Mas não tem de o fazer sozinho.[36]

CAPÍTULO 7

CARACTERÍSTICAS DO AGRESSOR

A investigação e a experiência clínica identificaram certas caraterísticas do agressor associadas à perda de controlo - tolerância no trato com as crianças. No entanto, certas famílias correm um maior risco de sofrer de TCA, e são as crianças dessas famílias que se tornam vítimas.

Caraterísticas dos pais ou encarregados de educação:

A incidência de maus tratos é proporcionalmente mais elevada nas famílias pertencentes a minorias e com baixos rendimentos. Embora os factores de stress nestas famílias possam ser elevados, elas também têm mais contactos com organismos que têm responsabilidades legais de notificação. As mães e os pais são igualmente agressores. Os homens constituem mais de metade dos agressores e têm maior probabilidade de ferir mortalmente a criança. Muitos pais ou prestadores de cuidados que maltratam os filhos têm uma autoimagem invulgar, muitas vezes com baixa autoestima. Podem sentir-se pouco amados, indesejados e frustrados por não verem satisfeitas as suas próprias necessidades. Não raramente, o bebé espancado é produto de uma gravidez não desejada, uma gravidez que começou antes do casamento, demasiado cedo após o casamento ou noutra altura considerada extremamente inconveniente, ou que nasceu prematuramente ou com baixo peso. O facto de ser um chefe de família solteiro, geralmente do sexo feminino, aumenta consideravelmente o stress. Várias crenças e práticas parentais podem contribuir para abusos que são considerados normais ou, como Polansky et al afirmaram, "a forma como vivemos".

Poucos abusadores demonstram tendências psicóticas graves. A maioria tem uma relação invulgar com os outros, bem como com a criança. Podem ser dependentes e não ter acesso a sistemas de apoio, especialmente se houve uma perda prolongada da família, o que gera uma tendência para o isolamento social e emocional, podendo ter surgido um stress grave devido a conflitos conjugais e emocionais ou a problemas financeiros. Com a incapacidade de se abrir e partilhar os seus problemas, a tensão e a falta de confiança caracterizam frequentemente a relação do agressor com os outros. O alcoolismo, a promiscuidade sexual, os casamentos instáveis, o desemprego e as actividades criminosas menores são alegadamente comuns entre eles.

Os pais e cuidadores abusivos podem ver a criança como diferente ou má; na realidade, algumas crianças são mais exigentes do que outras devido a problemas físicos e emocionais e, por vezes, são difíceis de tolerar. Por outro lado, os pais podem estar tão apegados à criança que não conseguem ver que ela é um indivíduo com necessidades individuais. Muitos destes problemas resultam de competências parentais deficientes e da falta de conhecimentos sobre o desenvolvimento da criança e sobre as práticas de educação da criança. Os pais podem colocar expectativas irrealistas na criança com base nas necessidades dos pais e podem ficar frustrados e talvez castigar a criança por se comportar adequadamente de acordo com o seu desenvolvimento. A reação dos pais manifesta-se frequentemente por falta de controlo ou medo de perder o controlo e por terem dificuldade em ignorar o choro da criança e reagir com extrema impaciência.

Quando os pais agressores são confrontados com alegações de maus tratos, muitas vezes não fazem qualquer tentativa de explicar as lesões; ou podem dar uma explicação absurda e contraditória. Podem também parecer alheados do problema da criança ou podem revelar uma consciência inadequada da gravidade da lesão ou da negligência.

Mais importante ainda é o facto de a maioria dos pais agressores ter vivido uma infância deficiente. Utilizam as mesmas técnicas destrutivas e os mesmos métodos de lidar com a situação que os seus pais utilizaram. Parece que um dos factores mais importantes é "fazer aos outros o mesmo que se fez a si próprio".

Os maus tratos a crianças raramente são o resultado de um único fator. Normalmente, deve-se a uma combinação de tensões emocionais e ambientais, a uma predisposição para os maus tratos, a um tipo de personalidade, a uma ocasião em que, por qualquer razão, a criança desencadeia o desprezo ou o ressentimento dos pais. O agressor de crianças é frequentemente reincidente, repetindo e aumentando a quantidade e a gravidade dos maus-tratos. Há também uma tendência para ser transitório nas tentativas de procurar cuidados de acompanhamento para não ser identificado como abusador ou negligenciador. O Dr. Henry Kempe, o pediatra que descreveu pela primeira vez o síndroma da criança maltratada, dizia frequentemente: "Os pais maltratantes amam muito os seus filhos, mas não muito bem".

CAPÍTULO 8

CONSEQUÊNCIAS DO ABUSO DE CRIANÇAS PARA A SAÚDE

Físico

- Lesões abdominais/torácicas
- Lesões cerebrais
- Hematomas e vergões
- Queimaduras e escaldões
- Lesões do sistema nervoso central
- Deficiência
- Fracturas
- Lacerações e abrasões
- Danos oculares

Sexual e reprodutiva

- Problemas de saúde reprodutiva
- Disfunção sexual
- Doenças sexualmente transmissíveis, incluindo o VIH/SIDA
- Gravidez indesejada

Psicológico e comportamental

- Abuso de álcool e drogas
- Deficiência cognitiva
- Comportamentos delinquentes, violentos e outros comportamentos de risco
- Depressão e ansiedade
- Atrasos de desenvolvimento
- Perturbações da alimentação e do sono
- Sentimentos de vergonha e culpa
- Hiperatividade
- Relações pobres
- Mau desempenho escolar
- Baixa autoestima
- Perturbação de stress pós-traumático
- Perturbações psicossomáticas
- Comportamento suicida e auto-mutilação

Outras consequências a longo prazo para a saúde

- Cancro
- Doença pulmonar crónica
- Fibromialgia
- Síndrome do intestino irritável
- Doença cardíaca isquémica

- Doença hepática
- Problemas de saúde reprodutiva, como a infertilidade[14]

EFEITOS DA NEGLIGÊNCIA NAS CRIANÇAS[12]

	Infant	Play school	School child	Young person
Physical	FTT, dirty infectious skin nappy rash	Short/thin dirty unkempt thin hair	Short/thin dirty unkempt thin hair	Short/thin/obese, dirty, delayed puberty
Developmental	Generalized delay quiet	Language delay Poor attention immature	Learning difficulties Lacks confidence immature	School failure
Behavioral	Anxious, Avoidant, unresponsive	Overactive Aggressive over friendly	Overactive Aggressive withdrawn No peer or friends Wet, soils the bed	School truancy Smoking, drinking, substance misuse Runs away Sexual precocity Stealing, lying, self-harm

CAUSAS DE MORTE [8]

As causas de morte resultantes de maus tratos a crianças são as seguintes
1. Lesões intracranianas, tais como hematoma subdural, hemorragia subaracnoideia, contusão cerebral.
2. Choque traumático, como uma hemorragia hipodérmica ou intramuscular generalizada
3. Sufocação por bloqueio oronasal, asfixia ou afogamento
4. Fraqueza devido a subnutrição
5. Pneumonia

CAPÍTULO 9

INDICADORES DE ABUSO E NEGLIGÊNCIA DE CRIANÇAS

Abuso físico

Physical Indicators	Behavioral Indicators
Unexplained bruises and welts: • On face, lips, mouth • On torso, back, buttocks, thighs • In various stages of healing • Cluster, forming regular patterns • Reflecting shape of article used to inflict (electric cord, belt buckle) • On several different surface areas • Regularly appear after absence, weekend or vacation Unexplained burns: • Cigar, cigarette burns, especially on soles, palms, back or buttocks • Immersion burns (sock-like, glove-like doughnut shaped on buttocks or genitalia) • Patterned like electric burner, iron, etc. • Rope burns on arms, legs, neck or torso Unexplained fractures:	• Wary of adult contacts • Apprehensive when other children cry • Behavioral extremes: ✓ Aggressiveness ✓ Withdrawal • Frightened of parents • Afraid to go home • Reports injury by parents

<ul><li>To skull, nose, facial structure</li><li>In various stages of healing</li><li>Multiple or spiral fractures</li></ul>Unexplained laceration or abrasions:<ul><li>To mouth, lips, gums, eyes</li><li>To external genitalia</li></ul>	

Negligência física[43]

Physical Indicators	Behavioral Indicators
<ul><li>Consistent hunger, poor hygiene, inappropriate dress</li><li>Consistent lack of supervision, especially in dangerous activities or long periods</li><li>Constant fatigue or listlessness</li><li>Unattended physical problems or medical needs</li><li>Abandonment</li></ul>	<ul><li>Begging, stealing food</li><li>Extended stays at school (early arrival and late departure)</li><li>Constantly falling asleep in class</li><li>Alcohol or drug abuse</li><li>Delinquency (e.g. thefts)</li><li>States there is no caregiver</li></ul>

Abuso sexual

Physical Indicators	Behavioral Indicators
• Difficulty in walking or sitting • Torn, stained or bloody underclothing • Pain or itching in genital area • Bruises or bleeding in external genitalia, vaginal or anal areas • Venereal disease, especially in pre-teens • Pregnancy	• Unwilling to change for gym or participate in PE • Withdrawn, fantasy or infantile behaviour • Bizarre, sophisticated or unusual sexual behavior or knowledge • Poor peer relationships • Delinquent or run away • Reports sexual assault by caregiver

Maus-tratos emocionais[43]

Physical Indicators	Behavioral Indicators
• Habit disorders (sucking, biting, rocking, etc.) • Conduct disorders (antisocial, destructible, etc.) • Neurotic traits (sleep disorders, speech disorders, inhibition of play)	Behavior extremes: • Compliant, passive • Aggressive, demanding Overly adoptive behavior: • Inappropriately adult • Inappropriately infant

REACÇÃO ESPERADA DE UM DENTISTA A UMA CRIANÇA MALTRATADA

Listen to the child	Disclosures by children are often subtle and need to be handled with particular care, including an **awareness of the child's cultural** identity and how that affects interpretation of their behaviour and language.
Reassure the child	Let the child know that they: • Are you in trouble • Have done the right thing
Ask open- ended prompts – e.g., "What happened next?"	Do not interview the child (in other words, do not ask questions beyond open prompts). **Do not make promises that can't be kept, e.g., "I will keep you safe now".**
If the child is visibly distressed	Provide appropriate reassurance and re-engage in appropriate activities under supervision until they are able to participate in ordinary activities
If the child is not in immediate danger	Re-involve the child in ordinary activities and explain what you are going to do next.
If the child is in immediate danger	Contact the Police immediately

As soon as possible formally record the disclosure	Using the Report of Concern Form formally record: ■ word for word, what the child said ■ the date, time and who was present. All written records should be given to the Child Protection Champion for storing in a designated safe place, and for assisting the Child Protection Champion to complete the Child Protection Register

Em todos os casos em que exista a preocupação de que uma criança ou um jovem seja ou possa ser vítima de abuso ou negligência por parte de um adulto ou de outra criança ou jovem, é obrigatório comunicá-lo.

Pode ser feito um encaminhamento para a associação Criança, Juventude e Família em qualquer altura. O dentista também tem autorização para falar com a associação Criança, Juventude e Família para obter aconselhamento sobre questões relacionadas com a proteção da criança em qualquer altura[13]

CAPÍTULO 10

O papel da equipa dentária

O abuso de crianças é qualquer mau tratamento ou negligência de uma criança que resulte em danos ou lesões. Isto pode incluir abuso físico, emocional ou sexual. Mais de metade dos casos ocorrem na face, cabeça ou pescoço.

As crianças têm direito à proteção contra o abuso e a negligência e todos os tipos de violência física e psicológica, têm direito à proteção da saúde, ao tratamento e à recuperação de doenças, têm direito a água potável, a alimentos e a um ambiente limpo. Estes direitos estão definidos na Convenção das Nações Unidas sobre os Direitos da Criança, que foi aceite em 1989. A Croácia assinou a Convenção em 1992
(1) Espera-se que os médicos dentistas actuem de forma responsável no que diz respeito à proteção das crianças contra a violência. Isto requer que o dentista Reconheça, Denuncie, Responda e Encaminhe - os quatro R's - tal prática
(2) . Todos os membros da equipa dentária, como administradores, assistentes, enfermeiros, higienistas, e não apenas os médicos, têm um papel extremamente importante no reconhecimento e prevenção de abusos; desde a marcação da consulta, primeira visita ao consultório dentário,
história médica/dentária, documentos, até ao tratamento propriamente dito. Nos países que dispõem de higienistas dentários, considera-se que o seu papel é especialmente importante, uma vez que realizam o primeiro exame, ministram tratamentos menores e, normalmente, têm mais tempo para interagir com o paciente do que o médico. As investigações mostram que a falta de conhecimentos representa frequentemente um obstáculo ao reconhecimento e à denúncia de negligência e abuso, pelo que se salienta a educação contínua dos profissionais envolvidos na prestação de serviços médicos. A odontopediatria e a medicina dentária preventiva representam uma área de especialização que fornece tratamento dentário e procedimentos preventivos, de diagnóstico e terapêuticos de última geração que sustentam a saúde oral de bebés, crianças e adolescentes. É possível que o médico dentista, durante o exame ou o tratamento, descubra traumatismos na cabeça, na face, no pescoço e nas mãos; a investigação mostra que 50-75,5% de todos os traumatismos físicos ocorrem na área da cabeça e do pescoço O médico dentista deve ser capaz de reconhecer as especificidades do estado oral e dentário, uma vez que pode representar as primeiras indicações de abuso; isto, no entanto, depende do nível de educação e da prontidão.

Quatro "R" a seguir na gestão das AC/NC

Doentes

1. Reconhecer os sinais que podem indicar problemas
- Para a criança

- Alterações no aspeto físico desde a última consulta dentária não explicadas no historial de saúde

- O exame de rotina da cabeça e do pescoço revela hematomas inexplicáveis ou queimaduras intra-orais
- Fracturas dos dentes ou de qualquer estrutura facial que não sejam facilmente explicadas pela história
- Lacerações ou abrasões da língua, mucosa bucal, palato (mole e duro), lábios
- Lacerações do frénulo, principalmente em crianças pré-móveis
- Lesões inadequadas ao estádio de desenvolvimento da criança
- Doença dentária não tratada depois de os pais/cuidadores terem sido informados das opções de tratamento
- Perturbações de hábitos, tais como sucção prolongada, mordedura
- Gonorreia oral e perioral
- Eritema inexplicável do palato
- Comportamento antissocial ou destrutivo no consultório dentário
- Extremos de comportamento complacente e passivo ou agressivo e exigente

As lesões não abusivas da boca adequadas à idade são comuns. Distinguir a diferença pela história da família, circunstâncias da lesão, padrão de traumas repetidos, comportamento e desenvolvimento da criança e atitude e comportamento do cuidador/pai.[35]

- Para os pais/cuidadores

- Nega a existência de lesões
- Culpa a criança pelas lesões de forma inadequada
- Descreve a criança em termos negativos (má, inútil, pesada)
- Não dá seguimento aos cuidados dentários adequados sem explicação

Acções dos profissionais de medicina dentária

- É adequada uma consulta médica e/ou de saúde mental para um exame completo e uma avaliação dos maus tratos, no caso de problemas de causa incerta, que não constituem uma preocupação imediata de maus tratos ou negligência.
- A comunicação de casos suspeitos de abuso ou negligência é obrigatória quando se tem "motivos razoáveis para acreditar que a criança é vítima de abuso ou negligência".

2. Comunicação do caso: -

Se a criança necessitar de cuidados médicos, deve ser encaminhada para o recurso adequado. Se a presença e o aspeto da lesão não estiverem relacionados com a história da lesão e com a explicação da sua causa pela criança e pelo prestador de cuidados, a suspeita de abuso deve ser comunicada. A denúncia de uma suspeita de maus tratos não constitui uma acusação de maus tratos por parte do denunciante. É um pedido de ajuda para a criança e para o agressor. O abuso é um problema que requer tratamento.

Em todas as jurisdições, os profissionais de saúde são obrigados por lei a denunciar casos suspeitos de abuso de crianças, estando prevista uma sanção para quem não o fizer. Para além da responsabilidade criminal pela não comunicação, o profissional pode também enfrentar um processo civil se houver danos subsequentes na criança. Tendo em conta a obrigação legal de denunciar e a proteção legal prevista para o denunciante, parece haver um risco maior de não denunciar do que de denunciar. As denúncias podem ser feitas às autoridades policiais locais ou ao serviço local de proteção da criança. Ao fazer a denúncia, o denunciante deve estar preparado:

1) Uma declaração de preocupação e razões para suspeitar de abuso, incluindo quaisquer provas documentadas, e

2) Os nomes, endereços e números de telefone de todas as partes envolvidas. A denúncia imediata e inicial deve ser feita por telefone. O denunciante deve depois fazer um relatório escrito, se necessário. Os profissionais de saúde que atendem crianças devem ter disponível o número de telefone da entidade que efectua a denúncia.

Falta de vontade de comunicar: A razão mais comum é a incerteza quanto ao diagnóstico, o medo de litígio, a falta de familiaridade com os sintomas, o possível efeito na prática, a relutância em acreditar que se pode infligir crueldades aos filhos e a incerteza quanto à fiabilidade do relato da criança sobre a lesão.

Devemos todos ter em conta que, de acordo com um relatório de 1996 do Departamento de Saúde e Serviços Humanos dos EUA, mais de 50% das denúncias provêm de "denunciantes obrigatórios", incluindo educadores, agentes da autoridade, profissionais médicos e prestadores de cuidados.

Os dentistas devem estar cientes de que, quando uma pessoa que não exerce medicina ou odontologia depõe num caso de abuso de menores, o seu testemunho é considerado heresia, ao passo que o testemunho de um profissional de medicina ou odontologia não é heresia.[42]

3. Responsabilidade

Todos os dentistas devem ser capazes de reconhecer os sinais e sintomas e estar familiarizados com as leis de notificação do seu respetivo país. É um fator absolutamente crucial na luta contra o abuso de crianças, o reconhecimento precoce do problema para que se possa intervir eficazmente.

É importante perceber que todos os dentistas têm uma oportunidade única e uma obrigação ética de ajudar na luta contra o abuso de crianças, e isso deve-se ao facto de uma grande proporção de crianças vítimas de abuso sofrer lesões na face e na cabeça, incluindo as regiões oral e peri-oral. Estas lesões podem ser observadas durante o tratamento dentário e, em alguns casos, mesmo antes de a criança se sentar na cadeira de dentista. Só se pode esperar que os profissionais de medicina dentária cumpram o seu dever de ajudar a proteger as nossas crianças depois de receberem formação adequada sobre o seu papel na identificação e comunicação de casos suspeitos de maus-tratos. Os dentistas devem tornar-se mais conscientes das suas responsabilidades morais, legais e éticas no reconhecimento e na comunicação de casos de abuso e negligência de crianças. Todos os profissionais de medicina dentária têm de compreender a gravidade dos problemas de maus-tratos infantis e perceber que as crianças não se magoam apenas nos casos de abuso e negligência - muitas vezes morrem como resultado direto dos maus-tratos. A medicina dentária deve fazer a sua parte para ajudar a acabar com a dor, o sofrimento e a morte resultantes de maus-tratos a crianças; tem-se dito que as vítimas de maus-tratos e negligência de crianças se dividem apenas em duas categorias - as que viveram e as que não viveram. [42]

A responsabilidade do dentista descrita pela Associação Dentária Americana

- Observar e examinar todos os indícios suspeitos que possam ser detectados no escritório.
- Registar, de acordo com as normas legais e judiciais, quaisquer provas que possam ser úteis para o caso, incluindo provas físicas e quaisquer comentários de interrogatórios ou entrevistas.
- Tratar quaisquer lesões dentárias ou orofaciais dentro dos limites da competência do dentista, remetendo as necessidades de tratamento mais extensas para um hospital ou especialista dentário/médico.
- Estabelecer/manter uma relação terapêutica profissional com a família.
- Familiarizar-se com os sinais periorais de abuso e negligência de crianças e comunicar casos suspeitos às autoridades competentes, em conformidade com a legislação estatal.[42]

GESTÃO DE LESÕES ORAIS

1. Prevenção de lesões

Os ferimentos na cabeça, face e boca são comuns em bebés e crianças pequenas. As estimativas indicam que até 30 por cento das crianças pequenas podem sofrer lesões nos dentes decíduos. As lesões nos dentes decíduos ocorrem mais frequentemente em crianças com idades compreendidas entre os 18 e os 30 meses. Devido ao facto de as crianças desta faixa etária não terem estabilidade nos seus pés, quando começam a andar, correr e trepar, ocorrem acidentes que resultam em lesões orais. O abuso e a negligência infantil também podem resultar em lesões orais.

Orientação antecipada

Embora seja inevitável a ocorrência de algumas lesões, os esforços de educação e intervenção precoce podem prevenir ou reduzir a incidência e a gravidade das lesões orais durante a primeira infância. Os profissionais de saúde podem ajudar a prevenir ou reduzir a incidência e a gravidade das lesões orais em bebés e crianças pequenas, fornecendo aos pais as seguintes orientações antecipatórias:

- Mantenha sempre uma mão sobre os bebés em sítios altos, como mesas de muda, camas, sofás ou cadeiras.
- Tranque as portas ou utilize portas de segurança no cimo e no fundo das escadas e utilize fechaduras e protecções de segurança nas janelas acima do rés do chão.
- Supervisionar de perto os bebés e as crianças nas escadas ou nos móveis.
- Colocar os bebés e as crianças pequenas num assento de segurança adequado quando viajam num veículo a motor.
  - Certifique-se de que os parques infantis são seguros e cuidadosamente mantidos e que o equipamento está em boas condições. Todos os equipamentos dos parques infantis devem ser rodeados por uma superfície macia (por exemplo, areia fina e solta, lascas de madeira, palha de madeira) ou por tapetes de borracha fabricados para o efeito.
- Supervisionar as crianças quando utilizam o equipamento do parque infantil. Certifique-se de que elas brincam apenas em equipamentos adequados ao seu desenvolvimento.
- Certifique-se de que os bebés e as crianças brincam com bolas macias (ou seja, não feitas de couro ou de materiais duros).
- Evitar a utilização de andarilhos para bebés.
- Certifique-se de que as crianças usam capacetes de bicicleta quando andam de triciclo ou de bicicleta.
- Aguarde até que as crianças tenham desenvolvido capacidades motoras básicas (por exemplo, a capacidade de lançar, apanhar, chutar e bater numa bola) antes de as deixar participar em desportos organizados, que exigem acuidade visual, controlo e equilíbrio. Quando as crianças participarem em desportos organizados, certifique-se de que utilizam equipamento de segurança adequado (por exemplo, capacete, protetor bucal).
- Não coloque um bebé ou uma criança num carrinho de compras. Em vez disso, considere a possibilidade de utilizar um carrinho de bebé ou uma mochila frontal ou de costas quando for às compras com um bebé ou uma criança.
- Fornecer aos prestadores de cuidados do bebé ou da criança os contactos telefónicos de emergência de um dentista e assegurar que os prestadores de cuidados estão familiarizados com a forma de lidar com emergências de saúde oral.

2. Traumatismo dentário

- Os traumatismos dentários podem ser um importante marcador de maus-tratos a crianças, uma vez que as lesões craniofaciais, da cabeça, da face e do pescoço ocorrem em mais de metade dos casos de maus-tratos a crianças. O abuso físico, o abuso sexual e a negligência dentária são todas formas de abuso ou negligência infantil que se podem manifestar na boca.

- Os traumatismos em crianças são frequentemente causados por um adulto que bate violentamente nos lábios e nos dentes da criança com as costas da mão ou com um instrumento. Se o movimento for de varrimento e para cima, o frénulo maxilar pode ser rasgado e os lábios e/ou os dentes podem ser danificados. A criança pode ter os lábios feridos ou lacerados, o frénulo rasgado e/ou os dentes descoloridos e fracturados ou em falta. Porque as crianças falam e choram através da boca, o abuso de crianças é frequentemente dirigido ao boca. [37]

3. Tipos de lesões e suas consequências

Em bebés e crianças pequenas, os dentes mais frequentemente afectados por lesões orais são os dentes decíduos frontais superiores (Figura 1). O tipo de lesão mais comum é a lesão por deslocamento com sangramento gengival. As lesões por intrusão, nas quais um dente decíduo é introduzido no osso alveolar, também são comuns. A avulsão do dente também pode ocorrer.

Os tecidos moles orais - incluindo os lábios, a língua, o palato, a frena e a gengiva - também podem ser feridos. As lesões por empalamento podem ocorrer quando um bebé ou uma criança pequena cai com um objeto na boca e o objeto penetra nos tecidos moles orais.

As fracturas do maxilar, embora pouco frequentes em bebés e crianças pequenas, podem ocorrer, especialmente com um golpe significativo na face ou no queixo. As fracturas do maxilar resultam em dificuldade em abrir e fechar a boca, assimetria facial e/ou parestesia (uma sensação de picada, formigueiro ou rastejamento).

Os bebés e as crianças que sofrem uma queimadura oral devido à mastigação de cabos eléctricos devem ser encaminhados para um especialista em queimaduras para avaliação e possível intervenção. O encaminhamento precoce é crucial para reduzir o risco de cicatrização e fusão das comissuras orais (locais de união de partes correspondentes), uma vez que o risco aumenta com o atraso nos cuidados.

Uma consequência comum de lesões nos dentes decíduos é a descoloração, que se deve a danos na polpa e no seu fornecimento de sangue.

As lesões por intrusão podem ocorrer quando um dente primário é empurrado para dentro do osso alveolar em resultado da força do impacto. Um dente primário intruído muito cedo pode afetar o desenvolvimento dos dentes permanentes. Dependendo do estágio de desenvolvimento no momento em que a intrusão ocorre, o dente permanente pode irromper com uma superfície de esmalte hipoplásica ou hipocalcificada.[37]

4. Gestão de lesões orais

- As raízes dos dentes decíduos estão próximas dos dentes permanentes em desenvolvimento; por conseguinte, a força do impacto num dente decíduo pode ser facilmente transmitida ao dente em desenvolvimento subjacente. A infeção causada por danos nos dentes decíduos também pode prejudicar os dentes permanentes. A estratégia de intervenção para dentes decíduos lesionados é ditada por uma preocupação com os dentes permanentes.

- É provável que os profissionais de saúde se deparem com bebés e crianças pequenas com lesões orais. Por conseguinte, especialmente no caso de bebés e crianças pequenas que não têm um lar dentário, é importante que os profissionais de saúde se sintam confiantes na gestão das lesões orais
- Embora a capacidade dos profissionais de saúde para tratar lesões orais seja limitada, a informação apresentada nesta secção ajudá-los-á a determinar como prestar algum nível de cuidados.
- Todas as lesões orais devem ser avaliadas o mais rapidamente possível após a sua ocorrência para documentar os resultados iniciais; providenciar tratamento de emergência, se necessário; e marcar um acompanhamento com um dentista.
- Quando o profissional de saúde tiver determinado que não existe qualquer emergência médica, deve examinar os dentes e a boca do bebé ou da criança.)
- Apalpar os ossos faciais e registar eventuais inchaços, hematomas ou lacerações.
- Determinar se o bebé ou a criança consegue abrir e fechar a boca.
- Determinar se o lactente ou a criança consegue mover o maxilar da direita para a esquerda (excursões laterais do maxilar).
- Procure dentes em falta; coroas fracturadas; e dentes móveis, intruídos ou extruídos.
- Verificar se existem hematomas e lacerações nos tecidos moles.
- Tirar fotografias extra-orais e intra-orais da boca e do rosto do bebé ou da criança (estas podem ser necessárias em casos de suspeita de abuso de crianças).
- Encaminhar o bebé ou a criança para um dentista para avaliação e possível intervenção.[37]

Dentes Avulsionados

Devido ao perigo de danificar os dentes permanentes subjacentes, não se deve tentar reinserir um dente decíduo avulsionado. É impossível recolocar o dente com precisão e existe o perigo de o empurrar demasiado para dentro do osso alveolar mole.

No entanto, um dente permanente avulsionado deve ser reinserido imediatamente ou o mais rápido possível, com uma tala adequada e acompanhamento por um dentista. Embora este módulo trate de lesões nos dentes decíduos e nos tecidos orais, porque crianças de 5 ou 6 anos de idade podem ter dentes permanentes e porque os passos dados imediatamente após uma lesão por avulsão são críticos, são fornecidas aqui orientações para o profissional de saúde.

Se um pai perguntar o que fazer com um dente permanente avulsionado, o profissional de saúde deve fornecer as seguintes instruções:

- Encontrar o dente avulsionado.
- Segure-o apenas pela coroa (parte superior), não pela raiz.

- Passar por água fria; não esfregar.
- Volte a colocá-lo rapidamente na cavidade bucal, certificando-se de que a parte da frente do dente está virada para si. Se isso não for possível, coloque o dente em leite frio ou água fria e leve a criança e o dente imediatamente a um dentista.[37]

CAPÍTULO 11

PREVENÇÃO

Independentemente dos métodos de educação e de acolhimento utilizados, sabe-se que os castigos físicos são infligidos às crianças, causando-lhes danos emocionais e, por vezes, até mesmo ferimentos sexuais. As famílias podem adotar comportamentos violentos e negligentes que podem influenciar negativamente o desenvolvimento dos seus filhos, de forma intencional ou involuntária, durante o processo de educação. Assim, é necessário lutar pelo reconhecimento, prevenção e intervenção dos maus tratos e da negligência.

Deve ter-se presente que os maus tratos podem ocorrer em qualquer sector da sociedade (família, escola, ou em qualquer instituição ou por qualquer indivíduo). Assim, durante as entrevistas com as crianças, os cuidadores devem reconhecer os sinais precoces dos diferentes tipos de maus-tratos, devem identificar as pessoas e as organizações com quem devem cooperar e devem tomar imediatamente medidas de proteção-prevenção para o futuro.

A identificação das circunstâncias que levam ao abuso e à negligência das crianças ajudaria a determinar as famílias em risco. Os pais maltratados ou negligenciados tendem a comportar-se da mesma forma com os filhos e, muitas vezes, exprimem o seu passado abusivo e estão abertos a ajudas Os pais de primeira viagem e os pais muito jovens, que ainda se revoltam contra os seus próprios pais, correm um risco significativo neste domínio.

É possível discutir as medidas preventivas em três grupos: medidas preventivas primárias, secundárias e terciárias. A prevenção primária abrange o trabalho efectuado para evitar a ocorrência de violência, a prevenção secundária inclui o diagnóstico precoce e os estudos de tratamento e a prevenção terciária consiste nos esforços de reabilitação da vítima de violência.

Prevenção primária:

A prevenção primária inclui o trabalho realizado para reduzir a prevalência de casos de violência. Para além dos serviços de saúde, como os cuidados de saúde preventivos, a identificação de grupos de risco, o acompanhamento pré-natal e perinatal, o planeamento familiar e a educação sanitária para os pais, a prevenção primária inclui a expansão das instituições sociais que apoiam as famílias, como os jardins-de-infância, e a luta contra o desemprego e a pobreza. As crianças sem abrigo e as crianças empregadas são frequentemente vítimas de maus tratos. De facto, é possível que uma grande parte destas crianças prefira viver na rua por ter sido vítima de maus tratos em casa. Assim, é importante conhecer estes grupos de risco e lidar com eles em primeiro lugar. Devem ser desenvolvidas abordagens que apoiem os pais. As parteiras, os enfermeiros e os médicos podem avaliar inicialmente a família no que respeita aos riscos durante as visitas domiciliárias e podem ajudá-los a identificar e a resolver os problemas relacionados. A família poderia ser avaliada quanto a gravidez indesejada, parto fora do casamento, pais jovens, psicologia dos pais e quaisquer deficiências na família durante os períodos pré-natal e perinatal para determinar os riscos e poderiam ser planeadas visitas de apoio para as famílias de risco. Nestas visitas, podem ser identificadas as necessidades das famílias e desenvolvidas as intervenções necessárias. Por exemplo, poderiam ser proporcionados aos jovens pais programas de formação sobre cuidados infantis e educação. Para os pais separados ou com problemas financeiros, poderiam ser desenvolvidos programas de apoio psicológico em cooperação com assistentes sociais e psicólogos.

Prevenção secundária:

Inclui o diagnóstico precoce, a terapia adequada e o acompanhamento das crianças vítimas de maus-tratos. O diagnóstico precoce e o tratamento eficaz das crianças vítimas de maus-tratos reduziriam a dimensão dos danos que estas sofreriam. 30 a 50% dos casos de abuso que não foram diagnosticados na primeira aplicação ficariam traumatizados e 5 a 10% perder-se-iam devido a traumas recorrentes.

Prevenção terciária:

Inclui esforços para reduzir os danos, para prevenir a sua repetição, para proporcionar terapia e reabilitação. Tanto os abusadores como os abusados devem ser tratados e reabilitados.[11]

O papel da equipa dentária na prevenção:

As crianças têm direito à proteção contra o abuso e a negligência e todos os tipos de violência física e psicológica, têm direito à proteção da saúde, ao tratamento e à recuperação de doenças, têm direito a água potável, a alimentos e a um ambiente limpo. Estes direitos estão definidos na Convenção das Nações Unidas sobre os Direitos da Criança, que foi aceite em 1989. A Croácia assinou a Convenção em 1992 (1) Espera-se que os médicos dentistas actuem de forma responsável no que diz respeito à proteção das crianças contra a violência. Isto exige que o dentista reconheça, registe, comunique e encaminhe
- os quatro Rs - tal prática
(2) . Todos os membros da equipa dentária, tais como administradores, assistentes, enfermeiros, higienistas, e não apenas os médicos, têm um papel extremamente importante no reconhecimento e prevenção de abusos; desde a marcação da consulta, a primeira visita ao consultório dentário, a história clínica/dentária, os documentos, até ao tratamento propriamente dito. Nos países em que existem higienistas dentários, considera-se que o seu papel é especialmente importante, uma vez que realizam o primeiro exame, ministram tratamentos menores e, normalmente, têm mais tempo para interagir com o paciente do que o médico (3,4). As investigações mostram que a falta de conhecimentos representa frequentemente um obstáculo no reconhecimento e na

denúncia de negligência e abuso, pelo que se salienta a educação contínua dos profissionais envolvidos na prestação de serviços médicos (5-9). A odontopediatria e a medicina dentária preventiva representam uma área de especialização que proporciona tratamento dentário e procedimentos preventivos, de diagnóstico e terapêuticos de última geração que sustentam a saúde oral de bebés, crianças e adolescentes (10). É possível que o médico dentista, durante o exame ou tratamento, descubra traumas na cabeça, face, pescoço e mãos; a investigação mostra que 50-75,5% de todos os traumas físicos ocorrem na área da cabeça e do pescoço (11,12). O médico dentista deve ser capaz de reconhecer as especificidades do estado oral e dentário, uma vez que pode representar as primeiras indicações de abuso; isto, no entanto, depende do nível de educação e da prontidão.

CAPÍTULO 12

AGÊNCIAS PARA O BEM-ESTAR DAS CRIANÇAS

1. PANDA (Prevent Abuse & Neglect through Dental Awareness)

-desenvolvido pela Delta Dental of Missouri (1991)

P.A.N.D.A. significa Prevent Abuse and Neglect through Dental Awareness (Prevenir o abuso e a negligência através da consciencialização dentária). Todos os anos são registadas mais de 3 milhões de denúncias de abuso de crianças. Por lei estadual, os dentistas de todos os estados são obrigados a comunicar às autoridades casos suspeitos de abuso e negligência de crianças.

A investigação publicada indica que até 75% de todos os casos notificados de abuso e negligência de crianças envolvem lesões na cabeça, no pescoço e na face, que são áreas que os profissionais de medicina dentária observam por rotina. Estudos mostram que os profissionais de medicina dentária têm cinco vezes mais probabilidades de denunciar suspeitas de abuso e negligência de crianças se conhecerem os sinais de alerta. O programa P.A.N.D.A. tem como objetivo educar os profissionais de medicina dentária, e outros, sobre como identificar os sinais de alerta de abuso e negligência infantil.

Objectivos

1. Educar os profissionais de medicina dentária para reconhecerem os sinais de abuso e negligência de crianças através de seminários e materiais escritos.
2. Fornecer ao profissional de medicina dentária informações e procedimentos para a comunicação de CAN.
3. Promover a sensibilização para a deteção do abuso de crianças na comunidade dentária.
4. Fornecer aos profissionais de medicina dentária recursos de referência para as famílias, a fim de ajudar a proteger o abuso e a negligência de crianças.

2. CRY (Child rights & you)

- Fundada por Rippan Kapoor em 1979

A funcionar em Hyderabad, Chennai, Mumbai, Deli, Calcutá e Ahmedabad.

Objectivos

1. Permitir que as pessoas assumam a responsabilidade pela situação das crianças indianas desfavorecidas e motivá-las a procurar soluções através de acções individuais e colectivas, permitindo assim que as crianças realizem todo o seu potencial
2. Fazer com que as pessoas descubram o seu potencial de ação e de

mudança

3. Permitir que os colectivos e os movimentos populares, abrangendo diversos segmentos, empenhem os seus pontos fortes específicos, trabalhando em parceria para garantir, proteger e honrar os direitos das crianças da Índia.

3. Conselho Indiano para o Bem-Estar da Criança (ICFCW)

A ICCW é uma organização humanitária privada, com sede em Chennai, empenhada em ajudar a sociedade no mundo em desenvolvimento. Constituída no ano de 1953, ajuda crianças vulneráveis e desfavorecidas através de serviços diretos e da intervenção de políticas e programas com crianças em toda a Índia e Tamil Nadu.

Objectivos

1. Um quadro de proteção para a denúncia, salvamento e reabilitação de crianças.
2. Lançamento de iniciativas especiais para promover os direitos de participação das crianças.
3. Identificar voluntários interessados em enriquecer o programa.
4. Garantir uma prestação de serviços eficiente e qualitativa.

4. Conselho Central de Ação Social

O Conselho Central da Previdência Social é a principal organização no domínio da previdência social na Índia. Foi criado em 1953.

O órgão geral é composto por representantes nomeados pelos governos estaduais, cientistas sociais, representantes dos ministérios das finanças, da reconstrução rural, da saúde, da educação e da segurança social e um membro da Comissão de Planeamento. Além disso, o órgão geral é composto por três membros do Parlamento, assistentes sociais, cientistas sociais e administradores da segurança social.

5. Kasturba Gandhi memorial trust

O **Kasturba Gandhi National Memorial Trust** é uma organização dedicada ao desenvolvimento de mulheres e crianças nas zonas rurais da Índia. Foi fundada por Mahatma Gandhi em 1945 e tem a sua sede em Kasturbagram, Indore, Madhya Pradesh. Tem filiais em 22 Estados e centra-se nos cuidados de saúde, na educação, na formação profissional e no emprego

6. Sociedade da Cruz Vermelha Indiana

-foi constituída em 20 de março de 1920

- A **Sociedade Indiana da Cruz Vermelha** (IRCS) é uma organização humanitária voluntária de proteção da vida e da saúde humana sediada na Índia. A missão da sociedade é prestar socorro em caso de catástrofes/emergências e promover a saúde e os cuidados das pessoas e comunidades vulneráveis. Tem uma rede de mais de 700 filiais em toda a Índia.
- A Sociedade utiliza a Cruz Vermelha como emblema, à semelhança de outras

sociedades internacionais da Cruz Vermelha. O voluntariado tem estado no cerne da Sociedade da Cruz Vermelha Indiana desde a sua criação em 1920, tendo a Sociedade programas de voluntariado para jovens e juniores.

7. Fundação Child line India

- **A Childline India Foundation** é uma organização não governamental (ONG) da Índia que gere uma linha telefónica de ajuda para crianças em dificuldades, denominada Childline. Foi o primeiro serviço telefónico de apoio às crianças da Índia, gratuito e disponível 24 horas por dia.

- Foi criado como projeto experimental em junho de 1996, por Jeroo Billimoria, professor no Tata Institute of Social Sciences, em Mumbai.

- Com sede em Mumbai, ajuda as crianças sem-abrigo. Ajuda também as crianças pobres que não podem ir à escola. Dá educação a essas crianças. Recolhem dinheiro das pessoas e utilizam-no para ajudar estas crianças.

- O número da linha da criança é - **1098.**

- A linha telefónica para crianças recebe em média dois milhões de chamadas por ano, a maioria das quais de crianças que querem ser resgatadas do seu local de trabalho. De acordo com o censo de 2011, a Índia tem mais de 4,35 milhões de crianças trabalhadoras com idades compreendidas entre os cinco e os 14 anos.

8. Sociedade Internacional para a Prevenção dos Maus Tratos e Negligência na Infância -

Fundada em 1977, a Sociedade Internacional para a Prevenção do Abuso e Negligência de Crianças (ISPCAN) é uma organização internacional multidisciplinar que tem como objetivo prevenir e tratar o abuso, a negligência e a exploração de crianças a nível mundial.

- Organiza o Congresso Internacional sobre Abuso e Negligência de Crianças, a maior conferência do mundo sobre abuso de crianças.

Agências internacionais de proteção da infância[40]

1. UNICEF

- O **Fundo das Nações Unidas para a Infância (UNICEF)** é um programa da Organização das Nações Unidas (ONU), com sede em Nova Iorque, que presta assistência humanitária e de desenvolvimento a crianças e mães nos países em desenvolvimento. É membro do Grupo de Desenvolvimento das Nações Unidas.

- O Programa **Internacional das Nações Unidas para a Infância**
  O Fundo de Emergência da UNICEF foi criado pela Assembleia Geral das Nações Unidas em 11 de dezembro de 1946, com o objetivo de fornecer alimentos e cuidados de saúde de emergência às crianças dos países devastados pela Segunda Guerra Mundial. O médico polaco Ludwik Rajchman é amplamente considerado como o fundador da UNICEF.

2. CUIDADO

- **CARE** (**Cooperativa de Assistência e Socorro Everywhere**, anteriormente **Cooperative for American Remittances to Europe**) é uma importante agência humanitária internacional que presta ajuda de emergência e desenvolve projectos de desenvolvimento internacional a longo prazo. Fundada em 1945, a CARE é não-sectária, imparcial e não-governamental.

- É uma das maiores e mais antigas organizações de ajuda humanitária centrada na luta contra a pobreza a nível mundial. Em 2016, a CARE informou que trabalhava em 94 países, apoiando 962 projectos de luta contra a pobreza e projectos de ajuda humanitária e chegando a mais de 80 milhões de pessoas e 256 milhões de pessoas indiretamente.

- Os programas da CARE no mundo em desenvolvimento abordam uma vasta gama de tópicos, incluindo a resposta a emergências, a segurança alimentar, a água e o saneamento, o desenvolvimento económico, as alterações climáticas, a agricultura, a educação e a saúde. A CARE também defende, a nível local, nacional e internacional, a mudança de políticas e os direitos das pessoas pobres. Em cada uma destas áreas, a CARE concentra-se particularmente na capacitação e satisfação das necessidades das mulheres e raparigas e na promoção da igualdade de género.

3. Defence for children international, Genebra, 1979

- **A Defence for Children International (DCI)** é uma organização não governamental independente criada durante o Ano Internacional da Criança (1979) para assegurar uma ação internacional e nacional contínua, prática, sistemática e concertada, especialmente orientada para a promoção e a proteção dos direitos da criança, tal como articulados na Convenção das Nações Unidas sobre os Direitos da Criança (UNCRC).

4. CRIN (Rede de informação sobre os direitos da criança)

- **A Rede Internacional dos Direitos da Criança (CRIN)** é uma rede internacional que apoia a Convenção das Nações Unidas sobre os Direitos da Criança (CDC) e os direitos da criança.

- O CRIN começou em 1991 como um secretariado informal criado por Radda Barnen e pela Defence for Children International para fazer circular a informação produzida a partir dos processos de apresentação de relatórios da Convenção, que foi ratificada em 1990. Foi formalmente fundado em 1995, com um secretariado na sede da Save the Children em Londres.

- Tem mais de 2.000 membros em 130 países, principalmente em África.

Outros organismos internacionais de proteção da infância:-

- OMS
- Fao- Nações Unidas
- União Internacional para o Bem-Estar da Criança

CAPÍTULO 13

ABORDAGEM DA ÍNDIA PARA A PROMOÇÃO E PROTECÇÃO DAS CRIANÇAS

O Governo atribuiu ao Ministério da Mulher e do Desenvolvimento da Criança (MWCD) a responsabilidade focal pelos direitos da criança e pelo desenvolvimento. A gestão setorial de programas por este e outros ministérios centrais não tem dado às crianças a atenção convergente que merecem. Os serviços de saúde estão numa pasta setorial, o desenvolvimento e a nutrição infantil noutra, os serviços para jovens que afectam crianças mais velhas noutra, a educação noutra ainda, os serviços para crianças com deficiência noutra ainda e os projectos para crianças resgatadas do trabalho noutra ainda. A Comissão Nacional para a Proteção dos Direitos da Criança, criada em 2007, investiga, investiga e recomenda, mas carece de autonomia e de qualquer autoridade para agir. A Comissão Nacional para a Proteção dos Direitos da Criança, criada em 2007, investiga e recomenda, mas não tem autonomia nem autoridade para agir.[40]

ONG e organizações e fóruns civis

A Índia tem uma forte presença de organismos não governamentais, redes, organizações de base comunitária, fóruns cívicos e campanhas populares. Nos últimos anos, estas organizações e plataformas têm vindo a concentrar-se mais nas questões da proteção. Os meios de comunicação social estão também cada vez mais atentos e desempenham um papel de cão de guarda. Tendo aceite a obrigação de implementar a Convenção das Nações Unidas sobre os Direitos da Criança em 1992, o Governo da Índia apresentou três relatórios à ONU sobre os esforços nacionais para concretizar estes direitos. O seu último relatório (2011) enumera algumas legislações e acções positivas e orientadas para o futuro, mas, infelizmente, carece de informações sobre o impacto das leis e dos programas e sobre os benefícios reais.11 O encaminhamento oficial dos serviços e das comunicações para a família, enquanto unidade de acolhimento, não dá resposta à necessidade de chegar às crianças colocadas em qualquer situação ou contexto que não seja a família ou o agregado familiar. As crianças devem ser procuradas e alcançadas onde estão, e não onde convencionalmente deveriam estar. A IMA vê isto como um desafio de trabalho ao tentar chegar às crianças necessitadas - em instituições, em grupos de rua, em locais de trabalho, em movimento, ou mesmo nas prisões. A ligação com as ONGs ligadas a este tipo de contextos pode ser considerada como uma opção de proximidade.

Medidores gerais da aplicação

Para cumprir os compromissos nacionais em matéria de direitos da criança, foram introduzidas várias políticas, leis e programas. O principal compromisso continua a ser aquele que a Índia consagrou na Constituição: proteger as crianças "contra a exploração

94

e o abandono moral e material". Uma nova Política Nacional para as Crianças (2012) acaba de substituir a política de 1974. Essa expressão emblemática de compromisso reconheceu as crianças como "um bem nacional supremo" e atribuiu "importância primordial" aos seus melhores interesses em todas as situações de disputa. A nova política também expressa um firme empenhamento nos direitos das crianças, mas atribui aos seus interesses um estatuto "primário" em vez de "primordial". A última década produziu algumas afirmações oficiais positivas de empenhamento. (Ver nota do relatório). O desafio reside, previsivelmente, na tradução das políticas em programas e, em seguida, na aplicação dos programas na prática. A empresa estatal de desenvolvimento na Índia também necessita urgentemente de um bom controlo e de relatórios regulares. Muitos dos dados fornecidos nos relatórios nacionais oficiais são antigos e, consequentemente, alguns deles não são representativos das realidades existentes. Esta situação tem de ser melhorada.[40]

Sistemas eficazes de proteção da criança Idealmente, os pais devem ser responsáveis pelos cuidados e proteção adequados dos seus filhos. Cada nascimento deve ser planeado e todos os nascimentos devem ser registados. No entanto, a criança não deve sofrer se os pais não puderem prestar cuidados e proteção. É dever da comunidade mais próxima e do governo em geral resolver as questões relativas aos cuidados e à proteção. No âmbito desta responsabilidade, o Estado e as suas instituições devem funcionar de forma pró-ativa a todos os níveis de governação e de serviço. A CDC da ONU não absolve nem a família, nem a comunidade, nem a sociedade em geral dos cuidados e da proteção das crianças. Mas coloca firmemente o ónus sobre o Estado. Os governos são os principais responsáveis. Na Índia, o Estado deve assegurar que todas as crianças vulneráveis tenham a garantia da melhor proteção antecipada, preventiva e reparadora do seu direito à vida, à sobrevivência, ao bem-estar e à dignidade. A nova Política Nacional da Índia para as Crianças12 reafirma a promessa da política original de 1974 ao prometer cuidados de proteção às crianças "antes, durante e depois do nascimento e durante todo o período de crescimento". Em termos práticos, isto deve incluir o acesso a cuidados de saúde e nutrição abrangentes, aprendizagem e brincadeira, bem-estar social e a mão protetora da lei. Os sistemas integrados de proteção da criança podem contribuir para quebrar o ciclo de insegurança e exploração da infância.

Direitos da criança

- **Artigo 23º**: São proibidos o tráfico de seres humanos, o begar e outras formas análogas de trabalho forçado
- **O artigo 24º** estabelece que nenhuma criança com menos de 14 anos de idade pode ser empregada em fábricas ou minas ou exercer qualquer outra atividade perigosa.
- **Artigo 39º** (Reabilitação das crianças vítimas de crimes): As crianças que tenham

sido negligenciadas, maltratadas ou exploradas devem beneficiar de uma ajuda especial para se recuperarem física e psicologicamente e se reintegrarem na sociedade. Deve ser prestada especial atenção ao restabelecimento da saúde, do respeito próprio e da dignidade da criança.

- **O artigo 45°** estabelece que o ensino gratuito e obrigatório deve ser ministrado até aos 14 anos.

<u>De acordo com a Convenção das Nações Unidas sobre os Direitos da Criança - que a Índia ratificou em 1992 - todas as crianças nascem com direitos fundamentais.</u>

1) Direito à sobrevivência - à vida, à saúde, à alimentação, ao nome, à nacionalidade
2) Direito ao desenvolvimento - à educação, aos cuidados, ao lazer, à recreação e às actividades culturais
3) Direito à proteção - contra a exploração, o abuso e a negligência
4) Direito à participação - à expressão, à informação, ao pensamento, à religião

Papel do Governo

A Índia não precisa de ser recordada de que a responsabilidade final de proteger as crianças de uma nação cabe ao Estado. A Constituição da Índia reconheceu e afirmou este facto em 1950, comprometendo-se a proteger as crianças contra "a exploração e o abandono moral e material". Ao ratificar instrumentos internacionais como a CDC da ONU, ao reconhecer normas internacionais como o Comentário Geral n.° 13 da ONU, o Governo deve adotar medidas legislativas, administrativas, sociais e educativas adequadas para prevenir e proteger as crianças contra maus tratos.13 Em 1992, a Índia aceitou as obrigações da Convenção das Nações Unidas sobre os Direitos da Criança (CDC). A Comissão Nacional para a Proteção dos Direitos da Criança (NCPCR) foi criada em 2007 com um mandato de inquérito e investigação. No entanto, existe um grande desfasamento entre (i) a política e a aplicação e entre (ii) a prática e os resultados, e milhões de crianças são afectadas por este desfasamento. O Governo deve atribuir orçamentos adequados para a proteção da criança e os seus funcionários devem também garantir que os fundos governamentais são devidamente utilizados. A "voz da criança" deve ser ouvida pelos decisores políticos! Tanto o Estado como os organismos profissionais devem também dar mais atenção à necessidade de os serviços e os programas serem mais do que reactivos, tornando-se proactivos e preventivos. Podem existir falhas de conceção, mas também falhas de execução: ambas requerem deteção e correção. Caso contrário, as atenções em matéria de saúde, bem como as atenções em matéria de segurança, estão apenas em modo de "resposta". Para muitas crianças, isto pode ser demasiado pouco e demasiado tarde.[40]

Papel das organizações não governamentais (ONG)

Um grande número de ONG trabalha no domínio do bem-estar e da proteção da criança e muitas criaram modelos valiosos de prevenção, intervenção e reabilitação. No entanto, devido ao grande número de crianças que necessitam de proteção, os seus esforços apenas podem ter um impacto marginal. A responsabilidade maior e central recai sobre o Estado. Cabe ao Estado, também, reunir diferentes profissões e disciplinas para fazer uma causa comum em defesa da segurança e proteção das crianças.

Os organismos profissionais podem realçar este potencial tomando a iniciativa de estabelecer ligações e convergir esforços. É este o objetivo da IMA, e a conferência CMAAO de 2013 é um sinal desta vontade.

Papel da comunidade

Sempre que os pais não possam cuidar e proteger a criança, a comunidade mais próxima e os seus representantes eleitos devem assumir uma maior responsabilidade de cuidados, com a devida diligência e também com a devida benevolência. Assim, os panchayats rurais (governo local autónomo) e os conselhos locais urbanos podem garantir que todas as crianças nasçam em segurança, recebam cuidados básicos de saúde e nutrição, sejam protegidas contra abusos ou negligência e se sintam seguras durante toda a infância. A política da Índia garante isso mesmo. Mas, na prática, mesmo o primeiro momento de sobrevivência pode ser vítima de negligência abusiva. É aqui que o profissional médico deve estar disponível, consciente e atento.[40]

Educação, capacitação e mecanismos de habilitação:

As famílias e a comunidade devem ser educadas, informadas e capacitadas para poderem prestar cuidados e proteção às suas crianças. Todos aqueles a quem é confiada a educação e o desenvolvimento da criança devem aprender que as melhores abordagens são as não violentas. A orientação parental e o apoio básico às famílias vulneráveis devem ser alargados. Na Índia, o Governo não se pode dar ao luxo de separar as crianças das suas famílias vulneráveis e de as colocar em instituições. Estas abordagens também estão a ser postas em causa nos países mais desenvolvidos. O que a maioria das famílias precisa é de algum apoio adicional para cuidar dos seus filhos, sob a forma de esquemas de patrocínio, programas de proteção social. A consciencialização dos seus direitos e a informação sobre a assistência governamental garantiriam a utilização adequada dos vários "esquemas".[17,18]

Atitudes, tradições, costumes, comportamentos e práticas:

É necessário compreender as normas e tradições sociais e o seu efeito sobre as crianças e o seu direito à segurança - e condenar as práticas nocivas e apoiar as que são positivamente protectoras. É necessária uma grande mudança de atitude na sociedade civil. Qualquer instituição que sinta isso deve dar o primeiro passo. Existem muitas tradições e práticas protectoras, como os fortes valores familiares. No entanto, persistem também certos estereótipos, atitudes e normas sociais que violam os direitos da criança, como a utilização de castigos corporais como forma de disciplinar as crianças ou a aceitação social do trabalho infantil. Outras práticas nocivas associadas aos papéis de género, como o casamento infantil ou a seleção do sexo com base no género, manifestam uma atitude patriarcal e hierárquica em relação às raparigas e às mulheres, que continuam a ser vistas por muitos como uma responsabilidade ou como *paraya dhan (outra pessoa, riqueza* ou propriedade da família conjugal).18 A aceitação tradicional das divisões de castas e profissionais e a perceção de que representam uma escada sociocultural justificada

A prática de abuso de identidade tem sido legalmente questionada e limitada ou proibida - mas persiste e impõe uma restrição baseada na identidade ao acesso justo de muitas crianças a direitos e oportunidades. Isto constitui um abuso. É necessária uma melhor compreensão dessas normas e atitudes para promover a mudança social no melhor interesse da criança.

Legislações nacionais que abrangem as crianças:

Leis de proteção da criança

- Lei de prevenção e tratamento dos maus tratos na infância, 1974
- Lei sobre a liberdade condicional dos delinquentes, 1959.
- Lei sobre o trabalho infantil, 1986.
- A Lei de Restrição ao Casamento Infantil, 2006.
- Lei da Justiça Juvenil, 2000.
- Lei sobre a prevenção da mendicidade, 1959
- **Lei dos Estupefacientes e das Substâncias Psicotrópicas, 1985**

A Lei da Justiça Juvenil (Cuidados e Proteção) de 2000 (alterada em 2006) foi uma legislação nacional fundamental. Estabeleceu um quadro para as crianças que necessitam de cuidados e proteção e para as crianças em conflito com a lei. Esta lei está atualmente a ser revista para introduzir alterações substanciais e poderá ser substituída por uma nova lei. É necessária a harmonização com outras leis existentes, como a Lei sobre a Proibição do Casamento Infantil de 2006, a Lei sobre a Proibição e Regulamentação do Trabalho Infantil de 1986 ou a Lei sobre o Direito à Educação de 2009. Existem contradições importantes entre estas leis, a começar pela definição e a idade da criança. Os conflitos com leis pessoais também devem ser resolvidos, garantindo a proteção universal das crianças, independentemente da comunidade a que pertencem.

Lei de Proteção das Crianças contra Crimes Sexuais (POCSO) de 2012

A Lei de Proteção das Crianças contra Crimes Sexuais, de 2012, aborda especificamente a questão dos crimes sexuais cometidos contra crianças, que até agora eram julgados ao abrigo de leis que não diferenciavam entre vítimas adultas e crianças. As penas previstas na lei são também rigorosas e proporcionais à gravidade do crime. Ao abrigo desta lei, são instituídos vários procedimentos favoráveis às crianças em várias fases do processo judicial. Além disso, o tribunal especial deve concluir o julgamento no prazo de um ano, na medida do possível. A divulgação do nome da criança nos meios de comunicação social é uma infração punível com pena de prisão até um ano. A lei prevê a assistência e a reabilitação da criança, logo que a queixa seja apresentada à Unidade Especial de Polícia Juvenil (SJPU) ou à polícia local. São prestados cuidados e proteção imediatos e adequados (como a admissão da criança numa casa de abrigo ou no hospital mais próximo no prazo de vinte e quatro horas após a denúncia). O Comité de Proteção da Criança (CWC) também deve ser notificado no prazo de 24 horas após o registo da queixa. Além disso, a Comissão Nacional para a Proteção dos Direitos da Criança (NCPCR) e as Comissões Estaduais para a Proteção dos Direitos da Criança (SCPCR) têm o mandato de acompanhar a aplicação da lei.[21]

Outras legislações importantes:

O quadro legislativo para os direitos das crianças está a ser reforçado com a formulação de novas leis e alterações às leis existentes. Entre elas, contam-se a Lei da Segurança Alimentar (2013), a Lei do Direito ao Ensino Gratuito e Obrigatório (2009), a Lei da Proibição do Casamento Infantil (2006), a Lei das Comissões para a Proteção dos Direitos da Criança (2005), a Lei do Direito à Informação (RTI) de 2005, a Lei das Crianças de Goa (alteração) de 2005, a Lei do Trabalho Infantil (Proibição e Regulamentação) de 1986 (duas notificações em 2006 e 2008), que alargou a lista de processos e actividades proibidos e perigosos) e a Lei da Informação e Tecnologia (alteração) de 2008. Além disso, estão em preparação novas leis, como a lei sobre o VIH/SIDA. As duas legislações mais importantes destinadas a proteger exclusivamente as crianças são as seguintes

Programas nacionais

O Governo da Índia está a implementar vários programas sobre inclusão social, sensibilidade ao género, direitos da criança, participação e proteção. A abordagem baseia-se na Convenção das Nações Unidas sobre os Direitos da Criança e nos Objectivos de Desenvolvimento do Milénio (ODM). Estes programas incluem: Integrated Child Development Services (ICDS), SABLA Scheme for Adolescent Girls, and Saksham project for adolescent boys; Rajiv Gandhi Creche Scheme for children of working mothers, scheme of assistance to home for children (Sishu Greh) to promote in-country adoption,
Dhanalakshmi-programas de transferência condicional de dinheiro para as crianças do

sexo feminino, Programa de Justiça Juvenil, Child Line (linha telefónica de ajuda gratuita 24 horas por dia (n.º 1098), Integrated Child Protection Scheme (ICPS), Integrated program for street children, Ujjawala (scheme for prevention of trafficking and rescue, rehabilitation, reintegration and repatriation), Sarva Shiksha Abhiyan National programme for school education, National Rural Health Mission (NRHM), Mid Day Meal Scheme, Jawaharlal Nehru National Urban Renewal Mission (JNNURM), Universal Immunization Programme (UIP) e Integrated Management of Neonatal & Childhood illness (IMNCI).[40]

Plano Integrado de Proteção da Criança (ICPS) O Ministério da Mulher e do Desenvolvimento da Criança, Governo da Índia, lançou um Plano Integrado de Proteção da Criança (ICPS) (2009), que deverá contribuir significativamente para a concretização da responsabilidade do Estado na criação de um sistema que proteja as crianças de forma eficiente e eficaz. Destina-se a institucionalizar os serviços essenciais e a reforçar as estruturas, a aumentar as capacidades a todos os níveis, a criar uma base de dados e de conhecimentos para os serviços de proteção da criança, a reforçar a proteção da criança a nível da família e da comunidade e a garantir uma resposta intersectorial adequada a todos os níveis e a sensibilizar o público. Os princípios orientadores reconhecem que a proteção da criança é uma responsabilidade primordial da família, apoiada pela comunidade, pelo governo e pela sociedade civil.[39] Foram criadas **linhas telefónicas de ajuda (CHILDLINE 1098)** e **Comités de Bem-Estar da Criança (CWC)** ao abrigo da Lei da Justiça Juvenil (2000), onde podem ser feitas denúncias de abuso de crianças ou de uma criança suscetível de ser ameaçada de ser prejudicada e onde se pode procurar ajuda.

CAPÍTULO 14

CONCLUSÃO

Milhares de crianças morrem todos os anos devido a maus tratos infantis e muitas outras ficam mutiladas física e psicologicamente. Estas estatísticas aumentam de dia para dia, mas os casos relatados reflectem apenas uma pequena parte de um problema muito maior, que inclui a pobreza infantil, a negligência infantil, os maus tratos infantis, a desintegração familiar, a droga e a criminalidade. De facto, a maior ameaça à saúde infantil tem raízes no passado e no presente, no núcleo das condições sociais e ambientais.

O dentista é um dos profissionais que pode reconhecer os sinais de abuso e negligência, uma vez que a maioria dos abusos são físicos e envolvem a região da cabeça e da face, podendo também preveni-los no momento certo. É da responsabilidade profissional e social do dentista e, em particular, do pedodontista, prevenir a potencial continuação da dor e do sofrimento numa criança.

Quando o dentista suspeita que um doente seu foi vítima de maus tratos, é fundamental lembrar que o facto de não o denunciar pode resultar no sofrimento do doente, que pode também chegar à morte. Só uma intervenção precoce pode quebrar o ciclo de abuso e negligência da criança. Ao concentrarem-se neste importante problema de saúde, os profissionais de medicina dentária podem desempenhar um papel inestimável na utilização dos cuidados de saúde para reduzir a incidência de maus-tratos e, em última análise, salvar vidas. Todos os dentistas devem estar constantemente vigilantes para ouvir outra voz silenciosa que clama por alguém que descubra o segredo da família e a salve da miséria.

Para eliminar a multiplicidade de barreiras que desencorajam a denúncia por parte dos dentistas, a melhor forma é abordar este problema no currículo dentário utilizado para o ensino profissional. Este deve ser alargado de modo a incluir extensivamente vários aspectos do abuso e negligência de crianças e deve abranger especificamente os aspectos da legislação, técnicas de recolha de histórias de casos, diagnóstico de traumas e documentação de suspeitas de abuso, procedimentos para a denúncia de casos suspeitos de abuso e negligência de crianças, consequências emocionais e sociais para o denunciante, tais como sentimentos pessoais e repercussões no consultório e na comunidade. A inclusão destes tópicos no currículo de medicina dentária pode ajudar os profissionais de medicina dentária a reconhecerem o seu empenho em cumprir a lei e o seu compromisso com princípios morais e éticos sólidos. Seria um passo bem-vindo se o governo identificasse certos profissionais, incluindo os dentistas que entram em contacto com as crianças, como relatores obrigatórios de abuso e negligência.

O pedodontista deve ser capaz de diagnosticar esses casos sem demora, uma vez que isso afecta o desenvolvimento global da criança, e de tomar todas as medidas necessárias, incluindo as legais e as exigidas para o bem-estar da criança. Além disso, qualquer dentista e, em particular, o pedodontista deve ter conhecimentos sobre as técnicas de identificação dentária e os últimos avanços que estão a surgir, que podem ser necessários em casos de questões legais, qualquer destruição em massa ou em casos de fatalidade em que a medicina dentária forense entra em ação. Por último, não deve ser tarefa apenas dos especialistas em Odontopediatria e Odontologia Preventiva, mas também de toda a equipa dentária, abordar estas crianças de forma multidisciplinar, a fim de as proteger de abusos e negligência.

CAPÍTULO 15

REFERÊNCIAS

1. Saini N. Child abuse and neglect in India: time to act. Jornal da Associação Médica do Japão. 2013 Sep;56(5):302-9.Paul G Stimson, David R Sen, Forensic Dentistry, second edition: CRC press; 2010

2. Stewart RE, editor. Odontopediatria: Fundamentos científicos e prática clínica. CV Mosby Company; 1982.Chaudhary Mayur, Essentials of pediatric oral pathology 1st edition 2012

3. Cameron AC, Widmer RP. Manual de Odontopediatria E-Book. Elsevier Ciências da Saúde; 2013 Jul 10

4. .https://en.wikipedia.org/

5. Phibbs S, Kenney C, Severinsen C, Mitchell J, Hughes R. Synergising Public Health Concepts with the Sendai Framework for Disaster Risk Reduction: A Conceptual Glossary. Revista internacional de investigação ambiental e saúde pública. 2016 Dec 14;13(12):1241.Gurunathan D, Shanmugaavel AK. Negligência dentária entre crianças em Chennai. J Indian Soc Pedod Prev Dent 2016;34:364-9

6. Yin S. Malicious use of pharmaceuticals in children (Uso malicioso de produtos farmacêuticos em crianças). The Journal of pediatrics. 2010 Nov 30;157(5):832-

7. Jenny C. E-Book sobre abuso e negligência de crianças: Diagnóstico, Tratamento e Evidências. Elsevier Ciências da Saúde; 2010 Set 15.

8. Bhatia SK, Maguire SA, Chadwick BL, Hunter ML, Harris JC, Tempest V, Mann MK, Kemp AM. Caraterísticas da negligência dentária infantil: uma revisão sistemática. Journal of dentistry. 2014 Mar 31;42(3):229-39.

9. http://www.nj .gov/dcf/reporting/indicators

10. Senn DR, Weems RA, editores. Manual de odontologia forense. CRC Press; 2013 Jan 22.Jane A. Taylor: Forensic Odontology Principles and Practice; 2016

11 Adams C, Carabott R, Evans S. Odontologia forense: um guia essencial. John Wiley & Sons; 2013 Nov 11.M.

12 Nikhil, Textbook Of Pediatric Dentistry, 3rd edition

13 Tratamento e gestão do abuso físico de crianças,Atualizado: Apr 24, 2017 Autor: Angelo P Giardino, MD, MPH, PhD; Editor-chefe: Caroly Pataki, MD

14 R. Balwant K. Jasdeep, Medicina Dentária Forense Baseada em Evidências; 2013

15 C Stavrianos, D Stavrianou, I Stavrianou, P Kafas. Nutritional Child Neglect: a Review. O Jornal da Internet de Ciência Forense. 2008 Volume 4 Número 1.

16 Tratamento e gestão da agressão sexual, Atualizado: Nov 10, 2015 Autor: William Ernoehazy, Jr, MD, FACEP; Editor-chefe: Gil Z Shlamovitz, MD, FACEP

17 C. Henry Kempe, M.D., Frederic N. Silverman, M.D., Brandt F. Steel, M.D., William Droegemueller, M.D., e Henry K. Silver, M.D. The Battered-Child Syndrome 1963

18 Parteek R., e Digvijay Vaghela. "Síndrome do bebé maltratado: The extreme case". J Indian Acad. Forensic Med 31.2 (2009): 147-150.

19 Kurokami T, Tachibana Y, Kogure M, Okuyama M. Pitfalls in the Recognition and Diagnosis of Munchausen Syndrome by Proxy (Armadilhas no Reconhecimento e Diagnóstico da Síndrome de Munchausen por Procuração).

20 . Blumenthal, I. (2002). Shaken baby syndrome (Síndrome do bebé abanado). Postgraduate Medical Journal, 78(926), 732-735.

21 Rufa Mitsu RN, MSN 1 , Jipi Varghese RN, MSN, PhD: Síndrome do Bebé Sacudido: A Comprehensive Review of Manifestation, Diagnosis, Management and Prevention (Uma revisão abrangente da manifestação, diagnóstico, tratamento e prevenção)

22 Fonte: Pesquisa no Google

23 WA State Child Abuse and Neglect Information: http://www.dshs.wa.gov/ CA/safety/abuseWhat.asp

24 Jadhav, Shridhar, e Jitendra Oswal. "Um relato de caso da síndrome de Munchausen por procuração, apresentando-se como síndrome de West sintomática adquirida". Jornal do Instituto Krishna de Ciências Médicas (JKIMSU) 5.3 (2016).

25 Traumatismo craniano abusivo - Síndrome do Bebé Sacudido Texas department of family and protective services

26 Stirling, John. "Para além da síndrome de Munchausen por procuração: identificação e tratamento do abuso de crianças num ambiente médico". Pediatrics 119.5 (2007): 1026-1030.

27 Barton JM. The effects of parenting on well-being in families reunited after foster care (Dissertação de doutoramento, Universidade de Oregon).

28 Puetz VB, Viding E, Palmer A, Kelly PA, Lickley R, Koutoufa I, Sebastian CL, McCrory EJ. Altered neural response to rejection-related words in children exposed to maltreatment (Resposta neural alterada a palavras relacionadas com a rejeição em crianças expostas a maus-tratos). Journal of child psychology and psychiatry. 2016 Oct 1;57(10):1165-73.

29 . https: //www. mchoralhealth.org/PediatricOH/mod6. htm

30 Kronzek & Cronkright, PLLC Equipa de Defesa contra Abuso e Negligência de Crianças

1.1 . http://www.childlineindia.org.in/pdf/MWCD-Child-Abuse- Report.pdf

1.5 Scott D, Lonne B, Higgins D. Public health models for preventing child maltreatment: applications from the field of injury prevention. Trauma, Violence, & Abuse. 2016 Oct;17(4):408-19.

33 Comité para o Abuso e Negligência de Crianças. Aspectos orais e dentários do abuso e negligência de crianças. Pediatria. 1999 Aug 1;104(2):348.

34 Jain N, Textbook of Forensic Odontology. India: Jaypee Brothers Medical

Publishers; 2013.

35 .J. Prahlow, Forensic Pathology for Police, Death Investigators, Attorneys, and Forensic Scientists (Patologia Forense para a Polícia, Investigadores de Óbitos, Advogados e Cientistas Forenses); 2010

36 Kieser-Nielsen, S. Person identification by means of the teeth (Identificação de pessoas através dos dentes). Bristol, John Wright & Sons, 1980

37 Academia Americana de Odontopediatria. Diretrizes sobre aspectos orais e dentários do abuso e negligência de crianças. Pediatr Dent 2014;36:167-70.

38 Vinutha YJ, Krishnapriya V, Shilpa G, Vasanti D. Medicina dentária forense: A perspetiva de um pedodontista. J Med Radiol Pathol Surg 2015;1:8-14.

39 Journal of Health Sciences & Research Vol.6; Issue: 8; agosto de 2016

40 . Etienne G. Krug, Linda L. Dahlberg, James A. Mercy, Anthony B. Zwi e Rafael Lozano Relatório mundial sobre violência e saúde

41 Meadow, Roy. "Gestão da síndrome de Munchausen por procuração". Archives of Disease in Childhood 60.4 (1985): 385.

42 Stavrianos C, Stavrianou I, Kafas P, Mastagas D. The responsibility of dentists in identifying and reporting child abuse. The Internet Journal of Law, Healthcare and Ethics. 2007;5(1):1-5.

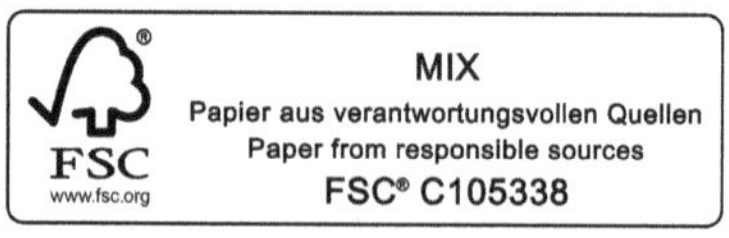

Printed by Books on Demand GmbH, Norderstedt / Germany